Esther Matolycz • Altenarbeit

Esther Matolycz

Altenarbeit

Ein Lehrbuch für Sozialbetreuungsberufe

facultas

Esther Matolycz, Mag. phil., DGKS, Lehrerin für Gesundheits- und Krankenpflege, Studium der Erziehungs-/Bildungswissenschaft und Publizistik. Esther Matolycz ist in der Aus-, Fort- und Weiterbildung im Pflege- und Sozialbereich tätig.

Bei facultas bereits erschienen:

Basiswortschatz Pflege. Die wichtigsten Fachbegriffe im Kontext

Unterstützung bei der Basisversorgung. Ein Lehrbuch für Sozialbetreuungsberufe, Zivildienst und Heimhilfe (zusammen mit Gerhard Teich)

Hinweis
Zugunsten leichterer Lesbarkeit wird meist auf Formen der genderneutralen Schreibweise verzichtet. So ist manchmal von Fachsozialbetreuerinnen, manchmal von Fachsozialbetreuern die Rede. Selbstverständlich sind jeweils beide Geschlechter gemeint.

Bibliografische Information der Deutschen Nationalbibliothek
Die Deutsche Nationalbibliothek verzeichnet diese Publikation in der Deutschen Nationalbibliografie; detaillierte bibliografische Daten sind im Internet über http://dnb.d-nb.de abrufbar.

facultas Universitätsverlag, A-1050 Wien

Lektorat: Sabine Schlüter, Wien
Satz: SOLTÉSZ.
Umschlagbild: © fottoo – fotolia.com
Druck: finidr
Printed in the E.U.
ISBN 978-3-7089-1235-6

Inhalt

Einleitung

Das vorliegende Buch möchte eine Einführung in die Grundlagen der Altenarbeit bieten, ist für den Unterricht im Rahmen der Ausbildung in den Sozialfachbetreuungsberufen (und selbstverständlich für alle Interessierten) gedacht und orientiert sich entlang zentraler Themen des Statuts für Sozialbetreuungsberufe (Schwerpunkt „Altenarbeit"). Es bietet in vier großen Kapiteln zentrale Wissensinhalte, auf deren Basis professionelle Unterstützung, Anleitung, Beratung, Aktivierung und Re-Aktivierung im Rahmen von Altenarbeit geplant und durchgeführt werden kann. Dazu führt es – im Großkapitel „Altenarbeit als Beruf" – zunächst in die Tätigkeitsbereiche der professionellen Arbeit mit Älteren ein und zeigt eine Haltung, die richtungsweisend sein soll: nicht den Menschen ändern – sondern die Situation.

Das nächste große Kapitel widmet sich der „Lebenswelt im Alter" und beschäftigt sich zunächst allgemein mit dem Prozess des Alterns, mit den Lebensphasen, den unterschiedlichen Ansätzen der Gerontologie und dem Problem der Etikettierung – nicht ohne mögliche Lösungswege aufzuzeigen. Weiter wird das Modell der Selektion, Optimierung und Kompensation vorgestellt, womit jenen, die in der Arbeit mit Älteren tätig sind, auch ein handlungsorientiertes Instrument an die Hand gegeben werden soll. Im Anschluss daran werden mögliche Verhaltensmuster, die der Prozess des Alterns mit sich bringen kann, nachgezeichnet (z. B. das Modell der sozioemotionalen Selektivität, das Modell von Assimilation und Akkommodation oder das Dependency Support Script). Eine Einführung in die Arbeit mit Ritualen sowie auch in die kultursensible Altenarbeit bildet einen praxisorientierten Abschluss dieses Großkapitels, das eher theoretisch gehalten ist.

Der darauf folgende Teil des Buches trägt den Titel „Interventionen auf altersabhängige Veränderungen abgestimmt gestalten" und liefert einen theoretischen Einstieg, ist dann allerdings sehr praktisch ausgerichtet. Er stellt Grundlagen zu Aktivierung, Re-Aktivierung, Lernen und Ressourcenerhalt vor und beschäftigt sich dabei z. B. mit den Begriffen der Fähigkeiten und Fertigkeiten, der Motivation oder der Compliance bzw. Adhärenz. Weiters wird in die Bereiche der Kognition, (Psycho-)Motorik und Sensorik eingeführt, um dann mögliche Veränderungen im Alternsprozess zu zeigen. Der nächste Schritt führt in die kommunikative bzw. interaktive Grundhaltung in der Altenarbeit ein. Dem folgt die Erklärung der Begriffe Aktivierung und Re-Aktivierung, Anleitung und Beratung. Weiters wird gezeigt, wie mit Gruppen gearbeitet werden kann, wie man sich darauf vorbereitet und was die Aufgaben einer Gruppenleitung sind. Im Anschluss werden unterschiedliche Elemente der Gruppenarbeit mit Älteren beschrieben.

Dem schließt sich eine Einführung ins praktische Gedächtnistraining sowie in andere Bereiche der praktischen Altenarbeit an (kreatives Gestalten, Musizieren, Gestaltung von Bewegungsrunden, Kochen). Abgerundet wird dies durch zehn Beispiele für Aktivierungseinheiten, die je nach den kognitiven, sensorischen und motorischen Fähigkeiten der Gruppenteilnehmer abgewandelt werden können.

Das letzte große Kapitel, „Unterstützung bei der Alltagsbewältigung", zeigt die Bedeutung der Biografiearbeit im Rahmen von Altenarbeit, und zwar dort, wo es um den Erhalt von Lebensrollen und um die Anwendung des Normalitätsprinzips (bzw. des Prinzips der Ablesbarkeit) zur Gestaltung der Wohnumgebung sowie der Zeit- und Tagesstrukturierung geht.

Die Schnittstellen der Inhalte dieses Buches mit dem Fach „Pflege alter Menschen" bzw. dem Fach „Gerontologie", wie es im Rahmen der Ausbildung zur Pflegehilfe unterrichtet wird, fallen gering aus. Deshalb werden sich jene Inhalte, die dort ja bereits unterrichtet wurden, hier *nicht* finden. Aus diesem Grund wurde auf die theoretische Erklärung der Themen „Biografiearbeit", „Alterserkrankungen" oder altersspezifische Pflegemodelle verzichtet. Der Schwerpunkt soll auf den zentralen Themen der Altenarbeit liegen: auf professioneller Unterstützung, Anleitung, Beratung, Aktivierung und Re-Aktivierung sowie der reflektierten Haltung dazu.

Altenarbeit als Beruf

1 Altenarbeit als Beruf

1.1 Regelung der Tätigkeitsbereiche, Berufsbilder

Die Ausführungen in diesem Kapitel stützen sich auf die „Gesamte Rechtsvorschrift für Sozialbetreuungsberufe (Bund – Länder), Fassung vom 7. 12. 2014“[1].

Fach-Sozialbetreuerinnen in der Altenarbeit haben zwei grundsätzliche **Tätigkeitsbereiche:**

- einen eigenverantwortlichen Tätigkeitsbereich;
- einen Tätigkeitsbereich, der die pflegerischen Befugnisse nach dem Gesundheits- und Krankenpflegegesetz (GuKG) betrifft (wird im vorliegenden Lehrbuch nicht eigens behandelt).

Der eigenverantwortliche Tätigkeitsbereich von Fach-Sozialbetreuerinnen in der Altenarbeit besteht in der Begleitung, Unterstützung und Betreuung älterer Menschen:

- abgestimmt auf ihren Bedarf;
- einzeln oder in Gruppen;
- möglichst umfassend;
- gestützt auf wissenschaftliche Erkenntnisse.

Die **Ausbildung zur Fach-Sozialbetreuerin in der Altenarbeit** kann

- mit dem Abschluss „Fach-Sozialbetreuer/-in mit Schwerpunkt Altenarbeit (A)“;
- mit dem Abschluss „Diplom-Sozialbetreuer/-in mit Schwerpunkt Altenarbeit (A)“ absolviert werden.

Die **Aufgaben von Fach-Sozialbetreuerinnen** mit dem Schwerpunkt (A):

- Durchführung präventiver, unterstützender, aktivierender, reaktivierender, beratender, organisatorischer und administrativer Maßnahmen zur täglichen Lebensbewältigung;

1 https://www.ris.bka.gv.at/GeltendeFassung/Bundesnormen/20004121/Sozialbetreuungsberufe%20%28Bund%20-%20L%C3%A4nder%29%2c%20Fassung%20vom%2007.12.2014.pdf

- dabei das Eingehen auf die körperlichen, seelischen, sozialen und geistigen Bedürfnisse und Ressourcen der Klientinnen;
- Hilfe zur Wiederherstellung, Erhaltung und Förderung von Fähigkeiten und Fertigkeiten mit dem Ziel, im Alter ein möglichst selbstständiges und eigenverantwortliches Leben zu führen, zu bieten;
- individuelles Begleiten bei der Sinnfindung und Neuorientierung in der Lebensphase des Alters;
- Unterstützung im Zusammenhang mit der psychosozialen Bewältigung von Krisensituationen;
- Angehörige und Laienhelferinnen zu entlasten, begleiten und anzuleiten;
- Begleitung von Sterbenden und ihren Angehörigen.[2]

Die **Aufgaben von Diplom-Sozialbetreuerinnen** mit dem Schwerpunkt (A):

- Ausübung sämtlicher Tätigkeiten, die auch von Fach-Sozialbetreuerinnen ausgeführt werden können, allerdings mit größerer Selbstständigkeit und höherer Eigenverantwortlichkeit;
- Entwicklung von Konzepten und Projekten (auf der Basis wissenschaftlicher Erkenntnisse) sowie ihre eigenverantwortliche Durchführung und Evaluierung;
- falls erforderlich, Zusammenarbeit mit anderen Fachleuten (Ärztinnen, Physiotherapeutinnen etc.);
- altersgerechte Gestaltung der Wohnumgebung sowie Beratung zur Besorgung von Behelfen und Hilfsmitteln und Organisation der erforderlichen Behörden- bzw. Versicherungswege;
- Durchführung von Animationsprogrammen für Kleingruppen sowie Einzelpersonen:
  - Bewegungsübungen zur Förderung von motorischen Fähigkeiten,
  - Animationsprogramme zur Förderung der Hirnleistungsfähigkeit,
  - Kommunikationsprozesse zur Verbesserung des sozialen Klimas;
- im Fall akuter Krisensituationen (z. B. Tod von Mitbewohnerinnen oder Angehörigen, Depression, Suizidgefährdung, Verwirrtheit, Desorientiertheit, Suchtproblematiken) die Erarbeitung von Strategien;
- Erwerb und Anwendung methodischer Kompetenzen insbesondere mit Blick auf Validation®, Kinästhetik®, Basale Stimulation® und Biografiearbeit.[3]

2 https://www.ris.bka.gv.at/GeltendeFassung/Bundesnormen/20004121/Sozialbetreuungsberufe%20%28Bund%20-%20L%C3%A4nder%29%2c%20Fassung%20vom%2007.12.2014.pdf

3 https://www.ris.bka.gv.at/GeltendeFassung/Bundesnormen/20004121/Sozialbetreuungsberufe%20%28Bund%20-%20L%C3%A4nder%29%2c%20Fassung%20vom%2007.12.2014.pdf

Das Mindestalter für die Tätigkeit als Fach-Sozialbetreuerin beträgt 19 Jahre, jenes für die Tätigkeit als Diplom-Sozialbetreuerin 20 Jahre.

Fach-Sozialbetreuerinnen und Diplom-Sozialbetreuerinnen sind verpflichtet, im Zeitraum von zwei Jahren mindestens 32 Stunden an Fortbildung zu absolvieren.

1.2 *Ältere und ihre jüngeren Helferinnen und Helfer: nicht den Menschen ändern*

Wer als jüngerer Helfer mit Älteren arbeitet, ist – das ist im Berufsbild der Sozialbetreuung verankert – unter anderem in den Feldern der Begleitung, Anleitung, Beratung und Unterstützung (sie werden in späteren Kapiteln noch weiter beschrieben) tätig. Eine Charakteristik der Altenarbeit ist, dass Helfer es dabei mit Menschen zu tun haben, die älter sind als sie selbst. Das kann gerade in Zusammenhang mit der Aufgabe, zu beraten, Fragen aufwerfen.

Nun ist Beratung (siehe Kap. 9.6), sofern sie professionell geschieht, etwas, das bestimmten Regeln folgt. Selbstverständlich wird sie schon grundsätzlich nicht aufgedrängt (wer will schon ungewollten Rat?), und es werden dabei die Fähigkeiten und Ressourcen dessen, der beraten wird, beachtet. Trotzdem liegt in der professionellen, beratend-begleitenden Arbeit mit Älteren ein besonderes Spannungsfeld: Es ist der ältere Mensch, der mehr Lebenserfahrung hat als der jüngere. Er ist es, der auf gelebte Jahre und Jahrzehnte zurückblickt, der – gerade im Fall der Generation jener, die heute älter sind – oft Erfahrungen machen musste (vielleicht Kriegs- oder Nachkriegsjahre, vielleicht Hunger), die Jüngere sich schlichtweg nicht vorstellen können. Freilich, es gibt Ärzte oder Psychologinnen, und auch von ihnen werden Empfehlungen entgegengenommen, auch beim Friseur oder beim Handwerker ist das der Fall. Das Besondere (und durchaus auch das besonders Schwierige und Anspruchsvolle) an der Form der Beratung, Unterstützung, Anleitung und Begleitung älterer Menschen, wie sie im Rahmen von Sozialbetreuung geschieht, ist, dass sie sich – so steht es im Berufsgesetz – auf die „Maßnahmen zur täglichen Lebensbewältigung“ bezieht.

Dies kann nun die Unterstützung in Zusammenhang mit Einschränkungen der Orientiertheit betreffen, etwa die Tagesstrukturierung für Menschen mit demenziellen Erkrankungen. Es kann sich ebenso aber auch an jene richten, die nicht oder nur teilweise unter Einschränkungen leiden, deren Fähigkeiten und Fertigkeiten (zu diesen Begriffen siehe Kap. 9.1) „einfach“ erhalten werden sollen. Zunächst ist das Altern für sich genommen schon ein Prozess, der vielen zu schaffen macht – manchmal wird sogar von einer möglichen empfundenen Kränkung durch unterschiedliche Verluste gesprochen (vgl. z. B. Teising 1997, S. 74 f.). Und dann kämen womöglich noch Jüngere, die einem Älteren Ratschläge erteilen sollen?

Der Begriff **Paternalismus** (vgl. z. B. Lay 2012, S. 187 f.) meint, dass – wenn auch in guter Absicht – das Wohlergehen von Menschen ohne ihre Einwilligung bzw. sogar gegen ihren Willen herzustellen versucht wird.

Grundsätzlich waren paternalistische Tendenzen vor einigen Jahren noch häufiger anzutreffen (und freilich gerade in Medizin und Pflege) als heute. Diese Änderung im Zugang vollzog sich auch deshalb, weil die **Selbstbestimmung** innerhalb dieser Disziplinen mittlerweile einen ganz zentralen Wert darstellt.

Problematisch sind also alle Versuche dessen, was man salopp als „Zwangsbeglückung" bezeichnet.

Aber schon die Haltung, die einem anderen quasi unterstellt, man wüsste besser als er selbst, was gut für ihn ist bzw. wie er zu sein oder sich zu verhalten hat, transportiert sich, wenn jemand sie hat, und das erzeugt Unbehagen. Es gilt also – gerade wenn man beratend, begleitend, anleitend und unterstützend tätig ist –, die eigene Einstellung laufend zu reflektieren. Es gilt auch, das Gegenüber auf seine Wünsche, Bedürfnisse, Gefühlsäußerungen und selbstverständlich auch Fähigkeiten und Ressourcen hin zu beobachten. Das löst aber noch nicht die Problemlage, die angesprochen wurde.

John H. Weakland und J. Herr beschäftigen sich in ihrem Werk „Beratung älterer Menschen und ihrer Familien. Die Praxis der angewandten Gerontologie" auch mit der Frage, wie Beratung gerade Älterer gelingen kann. Einer ihrer Hinweise, den sie ganz zu Beginn geben, scheint mir geeignet, die gesamte Arbeit mit Älteren als Grundhaltung zu bestimmen. Ziel soll nämlich, so die Autoren, Folgendes sein: **die Situation – und nicht den Menschen – zu ändern**.

> **„Anstatt auf langfristige Persönlichkeitsveränderungen müssen Ihre Bemühungen als Berater stets darauf gerichtet sein, ältere Menschen und ihre Familien bei der Lösung ihrer situationsbedingten Probleme zu unterstützen. Sie sollen also nicht versuchen, Ihre Klienten grundlegend zu verändern; vielmehr ist es Ihre Aufgabe, ihnen so, wie sie sind, zur Seite zu stehen"** *(Weakland/Herr 1992, S. 18 f.).*

- In der Sozialbetreuung älterer Menschen soll es, falls erforderlich, also **um die Veränderung (bzw. Verbesserung) von Situationen gehen** und **nicht darum, die Menschen darin zu verändern.**
- **Paternalistische Haltungen** sind zu vermeiden, weswegen sich jene, die in der Arbeit mit Älteren tätig sind, diesbezüglich auch immer wieder selbst beobachten sollen (derartige Haltungen werden meist nicht bewusst, sondern zunächst unbemerkt eingenommen).

- Die Anleitung, Beratung, Unterstützung und Begleitung älterer Menschen ist in diesem Verständnis als **Beistand** zu sehen, wobei der, der ihn erfährt, **so akzeptiert wird, wie er ist** (vgl. dazu auch Rogers 2004 und die Kapitel 9.5 zur Anleitung und 9.6 zur Beratung).

Lebenswelt im Alter

2 Der Prozess des Alterns und die Arbeit mit Älteren

2.1 Altern: mehrdimensional und individuell – eine höchst persönliche Angelegenheit

Der Vorgang des Alterns ist zunächst ein biologischer Prozess, der zwar individuell (Peters 2006, S. 13 f.) und auf unterschiedlichen Ebenen verläuft, grundsätzlich aber mit körperlichem Abbau verbunden ist. In Zusammenhang mit dem biologischen Prozess des Alterns, also auf physischer Ebene, können zunächst zwei Formen unterschieden werden:

- das **primäre** Altern (= „normales“ Altern) und
- das **sekundäre** Altern (= „pathologisches“ Altern).

Primäres Altern ist durch körperliche Veränderungsprozesse bedingt, die früher oder später jeden betreffen. **Sekundäres Altern** ist durch Umwelteinflüsse, die schädigende Wirkung haben, oder durch Erkrankungen bedingt (Schmithüsen 2015, S. 281).

Der Vorgang des Alterns verläuft auf weiteren, unterschiedlichen Ebenen, ist also ein mehrdimensionaler Prozess. Mit dem Altern kann es auch zu Veränderungen in Zusammenhang mit

- **psychischen** Bedürfnissen (z. B. Erinnern, Lernen; siehe Kap. 9.2.1),
- **sozialen** Bedürfnissen (z. B. Theorie der sozioemotionalen Selektivität; siehe Kap. 7.1) und
- **spirituellen** Bedürfnissen (siehe z. B. Kap. 5.2) kommen.

Wenn auch die einzelnen Veränderungen hier noch nicht dargestellt sind, so ist doch eines schon festzuhalten: Diese Veränderungen *können*, müssen sich aber nicht zeigen – vor allem nicht bei jedem Menschen in gleichem Ausmaß, denn der Vorgang des Alterns wird durch eine Vielzahl von Faktoren beeinflusst.

Es gilt also: Altern verläuft **individuell** (**differenzielles** Altern).

Damit ist gemeint, dass jeder auf andere Weise altert (bzw. sein Altern anders erlebt) und dass dabei z. B. der Lebensstil, die individuellen Erfahrungen, die Möglichkeiten des Einzelnen, mit veränderten Situationen umzugehen, u. v. m. eine Rolle spielen. Es ist daher auch möglich, dass es zwar einerseits zu unterschiedlichen Veränderungen kommt, dass diese aber andererseits sehr gut kompensiert (ausgeglichen) werden können. Viele Forschungsergebnisse deuten darauf hin, dass es so etwas wie ein „normales Altern" gewissermaßen gar nicht gibt (Fürstler/Hausmann 2000, S. 196).

In diesem Buch werden unterschiedliche Modelle und Theorien des Alterns vorgestellt. Wichtig für die professionelle Arbeit mit Älteren ist, dass nicht einzelne dieser Modelle und Theorien unkritisch ins eigene Denken übernommen werden, denn:

- Professionell betriebene Altenarbeit zeichnet sich dadurch aus, dass der Blick immer dem Klienten in seinem Lebensumfeld gilt, und zwar vor dem Hintergrund seiner Lebensgeschichte und seiner individuellen Ressourcen, Interessen und Bedürfnisse.
- Professionell betriebene Altenarbeit differenziert den Prozess des Alterns und sieht ihn nicht als einförmigen, starr verlaufenden Vorgang an, der „so und nicht anders" verläuft, sondern individuell, d. h. sie berücksichtigt unterschiedliche Ebenen (physisch, psychisch, sozial und spirituell).

Wesentlich beeinflusst wird das Erleben des Alterns auch durch das Umfeld. Warum, das soll im folgenden Kapitel erklärt werden.

2.2 Altern, Umwelt und Gesellschaft – das „Wie" hängt auch vom „Wo" ab

Die nahe Umwelt

Stellt man die Frage, wie man Ältere unterstützen soll, so ist das, einfach formuliert, davon abhängig, wie gut jemand mit seinem Leben zurechtkommt, also welche Fähigkeiten er hat, was er kann, was gelingt, wo es Bedarf an Hilfe gibt. Und das hängt – nicht nur, aber wesentlich – mit der Umwelt bzw. der Umgebung der Betroffenen zusammen.

Damit kann zweierlei gemeint sein:

- die **räumliche Umwelt** bzw. Umgebung, das räumliche Umfeld (Wohnsituation, Infrastruktur, also z. B. die Erreichbarkeit wichtiger Institutionen und Personen);
- die **gesellschaftliche oder familiäre** bzw. **anderweitig unmittelbare Umwelt** (z. B. Pflege- und Betreuungspersonen), das Umfeld.

Häufig sind im Zuge des Alterungsprozesses Veränderungen der räumlichen Umwelt erforderlich (z. B. muss die Ausstattung der Wohnumgebung adaptiert, d. h.

angepasst werden, damit Mobilität möglich ist; siehe Kap. 12). Das bedeutet umgekehrt, dass unter Umständen allein durch derartige Anpassungen Selbstständigkeit und Unabhängigkeit erhalten werden können.

Weiters ist es wichtig, zu wissen, dass das Verhalten der Personen in der Umgebung auch Fähigkeiten, Fertigkeiten und Befinden des alternden Menschen beeinflussen können, und zwar sowohl zum Positiven als auch zum Negativen (siehe Kap. 4).

Die weitere Umwelt

Der Blick auf den Umgang der **Gesamtgesellschaft** mit dem Altern zeigt nun ein widersprüchliches Bild: „Die negative Seite des Alters wird aus dem öffentlichen Leben verdrängt und in Pflegeheime abgedrängt, während das Bild vom Alter allmählich vom Makel des Defizits befreit erscheint" (Peters 2006, S. 14 f.; genauer werden unterschiedliche Vorstellungen vom Altern in Kap. 4 beschrieben). Das bedeutet, dass jene Folgen des Alterns, die mit Abhängigkeit und Hilflosigkeit zu tun haben, im Alltag mitunter wenig sichtbar sind: Wenn ein bestimmter Grad des Bedarfs an Pflege und Betreuung gegeben ist, wird dieser häufig in eigens dafür geschaffenen Einrichtungen abgedeckt bzw. sorgen Angehörige zu Hause für den Betagten.

Andererseits entdeckt man die Älteren: Es gibt Bildungs- und Freizeitangebote, die auf ihre Bedürfnisse zugeschnitten sind, und zunehmend wird das Bild vom „aktiven Alten" propagiert. Damit würde aber, so der Psychotherapeut und Psychologe M. Peters, der sich besonders mit dem Altern beschäftigt, etwas auseinandergerissen, das zusammengehört: Es wirkt, so Peters, in jedem Menschen die Spannung zwischen den Polen „unvermeidlichen Abbaus einerseits und verbliebener Entwicklungschancen andererseits" (Peters 2006, S. 15). Es zeigen sich in der gesamten Gesellschaft, die uns umgibt, also unterschiedliche Bilder: einerseits das Bild von den rüstigen Senioren, die – nicht zuletzt – auch von der Wirtschaft als Zielgruppe (d. h. als Kunden) entdeckt wurden, andererseits das Bild vom abhängigen, vielleicht verwirrten alten Menschen, der auf Pflege und/oder Betreuung angewiesen ist. Wesentlich ist aber ein Denken, das die unterschiedlichen Ebenen des Alterns sowie die jeweilige Individualität einbezieht und das Altern **Einzelner** betrachtet.

Wer professionell mit Älteren arbeitet, muss auch **selbst seine Haltung zum Älterwerden überprüfen** und sich dessen bewusst sein, dass es hier auf der einen Seite Prozesse des Verlustes von Fähigkeiten und Fertigkeiten gibt, andererseits aber immer auch Chancen (worin sie liegen, wird im folgenden Kapitel zu den Aufgaben von Altenarbeit erörtert, bzw. auch in Kap. 6). Weder romantisierende Bilder noch pessimistische Vorstellungen haben in der professionellen Altenarbeit Platz, und wichtig ist die Entwicklung eines Denkens, das auch **Widersprüchlichkeiten** aushält, damit auf dieser Grundlage nach **differenzierten** Unterstützungsmöglichkeiten und Hilfestellungen gefragt werden kann. In diesem Lehrbuch wird – Schritt für

Schritt – gezeigt, wie professionelle Begleitung Älterer möglich ist. Das geschieht unter Bezugnahme auf unterschiedliche Wissenschaften, aus denen sich dann das Tun in der Altenarbeit ableitet.

2.3 Aus der Interventionsgerontologie abgeleitete Aufgaben von Altenarbeit

Jene Wissenschaft, die sich mit den Vorgängen rund um Alter und Altern beschäftigt, heißt **Gerontologie**. (Achtung: Jenes Teilgebiet der Medizin, das sich mit den Erkrankungen des Alters beschäftigt, heißt *Geriatrie!)* Dies ist eine interdisziplinäre Wissenschaft, es sind also unterschiedliche Fächer an der Erforschung dieser Prozesse beteiligt: Biologie, Medizin, Psychologie, Psychiatrie, Soziologie und Pädagogik (vgl. Wingchen 2004, S. 12).

Die Arbeit mit Älteren (Altenarbeit) soll sich, so die gesetzliche Regelung, auf wissenschaftliche Erkenntnisse stützen. Das bezieht die Gerontologie ein, ebenso aber auch andere, benachbarte Disziplinen wie beispielsweise die Pädagogik bzw. Geragogik (vgl. Wingchen 2004) oder die Kommunikationswissenschaft. Allerdings beschränkt sich die Gerontologie nicht mehr darauf, die Veränderungen im Zusammenhang mit dem Altern zu beschreiben oder zu erklären, sondern Ziel ist auch die **Intervention**, also das Einwirken auf diese Veränderungen. Zunächst standen dabei die kognitiven Fähigkeiten von Menschen im Zentrum. Dies wurde dann um Bereiche wie jenen der Krisenbewältigung oder der Orientierung im Alltag erweitert, wobei ein Schwerpunkt in der Begleitung und Unterstützung von Menschen mit demenziellen Erkrankungen liegt.

Insgesamt bestehen die **Ziele der Interventionsgerontologie** heute darin,

1. Einschränkungen und Einbußen, die das Alter mit sich bringen kann, vorzubeugen;
2. Fähigkeiten und Ressourcen zu erhalten bzw. sie wieder herzustellen;
3. Unterstützung bei der Anpassung an nicht mehr umkehrbare, altersbedingte Veränderungen zu bieten (Erlemeier 2002, S. 187).

Jürgen Wingchen benennt diese Ziele folgendermaßen (Wingchen 2004, S. 14):

1. Optimierung der Voraussetzungen
2. Prävention
3. Therapie
4. „Managen" von Problemsituationen (vgl. dazu Wingchen 2004, S. 14, bzw. Marwedel 2013, S. 233, in Anlehnung an die Ausführungen Ursula Lehrs)

Praktisch würde das in der Altenarbeit beispielsweise so aussehen:

Ad 1: Optimierung der Voraussetzungen

Dies umfasst einerseits die Herausbildung von Fähigkeiten, Fertigkeiten und Interessen bereits in früheren Lebensabschnitten (vgl. Marwedel 2013, S. 234), andererseits kann Altenarbeit hier den Auftrag auch in z. B. der Umgebungsgestaltung, der Gestaltung von Kommunikation und Interaktion oder der Strukturierung von Abläufen und Zeit (siehe Kap. 12) sehen.

Ad 2: Prävention

Man arbeitet daran, negativen Altersfolgen vorzubeugen (z. B. durch Beratung, Anleitung und Unterstützung in Zusammenhang mit Bewegung, Ernährung, Gedächtnistraining, Orientierungstraining).

Ad 3: Therapie/Rehabilitation

Man arbeitet an der Wiederherstellung bzw. dem Erhalt von Ressourcen (z. B. durch Anleitung und Unterstützung in Zusammenhang mit Bewegungskonzepten, Gedächtnis- und Orientierungstraining in Einzelsettings oder in Gruppen).

Ad 4: Management von Problemsituationen

Man arbeitet mit vorhandenen Ressourcen, um Klienten in die Lage zu versetzen, mit vorhandenen Schwierigkeiten und Problemen (besser) umzugehen (z. B. erlernt jemand mit Unterstützung und Anleitung den Umgang mit Hilfsmitteln).

Noch konkreter sind Lebensaufgaben (und dies betrifft speziell das „Managen von Problemsituationen“) im späten Erwachsenenalter, d. h. in der Lebensphase „Alter“, in Kapitel 5.1 beschrieben.

Dies alles geschieht unter Einbeziehung der Biografie, evtl. unter Bezugnahme auf Angehörigenarbeit, unter Rückgriff auf Pflege- und Betreuungsmodelle bzw. -konzepte sowie unter Berücksichtigung des nahen Umfeldes, der Wohnsituation und anderer relevanter Faktoren.

Die **Interventionen** setzen sich in der Regel aus **folgenden Elementen** zusammen:

- Beratung
- Anleitung
- Unterstützung und Begleitung

In welcher Form diese Elemente zum Einsatz kommen, hängt wesentlich mit den Vorstellungen von der Lebensphase „Alter“ zusammen, die man in der Arbeit mit Älteren hat. Die gerontologische Beschäftigung damit hat unterschiedliche Theorien und Modelle hervorgebracht. Sie sollen in den folgenden Kapiteln vorgestellt werden: Die Beratung ist in Kap. 9.6, die Anleitung in Kap. 9.5 und die Unterstützung in Kap. 4.4 beschrieben.

3 Lebensphasen und die Arbeit mit Älteren – wer ist alt?

Im 20. und 21. Jahrhundert lassen sich zwei Entwicklungen beobachten: 1. werden die Menschen in den Industrieländern immer älter (d. h. die Lebenserwartung steigt), 2. erleben Menschen im Verhältnis zu früher eine längere aktive Phase des Alters.

Laut Statistik Austria beträgt im Jahr 2013 die durchschnittliche Lebenserwartung eines Österreichers 78,5 Jahre, die einer Österreicherin 83,6 Jahre, der Gesamtdurchschnitt beträgt also 81,1 Lebensjahre.[4] Damit hat sich nicht nur die Lebensdauer insgesamt verlängert, sondern auch die Zeit, die Menschen gesund und weitgehend beschwerdefrei in der Lebensphase des Älter- bzw. Altseins verbringen können. Dieser Trend soll sich, so die Prognose der Statistik Austria, fortsetzen: 2030 sollen 30,7 Prozent der in Österreich lebenden Personen über 60 Jahre alt sein, 2060 sogar 34,6 Prozent. Die Lebenserwartung der Frauen soll dann bei 90,6 Jahren, die der Männer bei 87,3 Jahren liegen. „Biologisch gesehen entspricht ein heute 55-Jähriger einem 45-Jährigen der Generation davor", sagt die Altersforscherin U. Staudinger in einem Interview in der Tageszeitung „Der Standard" im August 2014[5].

Es gibt nun mehrere Möglichkeiten, die Lebensphase zu unterteilen:

1. die Unterscheidung nach **Altersabschnitten**;
2. die Unterscheidung nach der **Art** des Alters;
3. die Unterscheidung nach dem **Grad der Abhängigkeit**.

Ad 1: Die Unterscheidung nach Altersabschnitten

Hier wird nach dem tatsächlich gelebten Lebensalter unterschieden, und zwar in:

- das „junge" Alter, ca. 60 bis 65 Jahre (the young old, die „jungen Alten");
- das „mittlere" Alter, ca. 65 bis 80 Jahre (the old, die „mittleren Alten");
- das „hohe" Alter, ab ca. 80 bzw. 85 Jahren (the very old, Hochaltrige).

Ad 2: Die Unterscheidung nach der Art des Alters

- Das **kalendarische** (oder **biografische** bzw. **chronologische**) **Alter** ist das tatsächliche Lebensalter eines Menschen; es ist am Geburtsdatum abzulesen.
- Das **biologische Alter** ist ein Schätzwert für die gesundheitliche Situation eines Menschen und seine körperliche Belastbarkeit.

4 http://www.statistik.at/web_de/presse/076763
5 http://derstandard.at/2000004677239/Veraenderte-Vorstellung-vom-Altern-Gewonnene-Jahre

- Das **soziale Alter** hat damit zu tun, wie ein Mensch mit anderen Menschen zurechtkommt, wie er sich im Miteinander mit ihnen sieht, fühlt und einschätzt und damit, wie er von anderen gesehen und wahrgenommen wird (vgl. auch Menche 2004, S. 435; Marwedel 2013, S. 21 f.).

Betagte Menschen können sozial altern, wenn sie isoliert sind, wenn sie also wenige Kontakte haben und viel alleine sind. Das führt dazu, dass sie verschiedene Fähigkeiten, derer das menschliche Miteinander bedarf, verlieren und somit länger brauchen, sich wieder darauf einzustellen.

Gründe für die soziale Isolation Älterer können z. B. sein:

- eingeschränkte oder nachlassende körperliche Mobilität (z. B. bei Erkrankungen des Bewegungsapparates);
- Unsicherheit in der Fortbewegung (z. B. wird bei Glatteis oder Dunkelheit die Wohnung nicht gerne verlassen, oft ist auch die Benutzung von Hilfsmitteln unangenehm);
- Einschränkungen der Sinneswahrnehmung (schlechtes Sehen, nachlassendes Hörvermögen – beides erschwert die Kommunikation, manchmal werden diese Einschränkungen auch vor anderen versteckt);
- der Betagte hat keine Angehörigen oder Freunde mehr, weil sie verstorben sind (manchmal haben ältere Menschen niemanden mehr, mit dem sie „per du" sind!).

Ad 3: Die Unterscheidung nach dem Grad der Abhängigkeit

Drittes und **viertes Lebensalter**: Das „dritte Lebensalter" bezeichnet die aktive Lebensphase, in der ein Mensch noch keine altersbedingten Einschränkungen zu erleiden hat. Sein Leben unterscheidet sich dann kaum von dem, das er als berufstätiger, aktiver Mensch in jüngeren Jahren geführt hat – meist ist er dann aber nicht mehr erwerbstätig. Im sogenannten „vierten Lebensalter" leidet der Mensch unter altersbedingten Einschränkungen und Behinderungen. Diese Unterscheidung stammt vom englischen Soziologen Peter Laslett.

Go-Gos, **Slow-Gos** und **No-Gos**: Im angloamerikanischen Raum spricht man von Go-Gos, Slow-Gos und No-Gos. Diese Bezeichnung zielt besonders auf den Allgemeinzustand der Betagten und den Grad ihrer Mobilität ab:

- Go-Gos sind alte Menschen, die selbstständig und unabhängig sind;
- Slow-Gos sind alte Menschen, die teilweisen Bedarf an Unterstützung und Hilfe haben;
- No-Gos sind alte Menschen, die dauerhaft Unterstützung und Hilfe bzw. Betreuung benötigen.

Was bedeutet das für die Arbeit mit Älteren?

Das kalendarische (chronologische, biografische) Alter (also das, das in der Geburtsurkunde steht) ist für sich genommen nicht aussagekräftig. So muss z. B. das kalendarische Alter nicht dem biologischen Alter entsprechen (Beispiel: ein 90-jähriger Bergsteiger, der körperlich fit ist).

Von Bedeutung ist, welche/-n

- Fähigkeiten
- Fertigkeiten
- Ressourcen
- Bedarf
- Bedürfnisse
- Interessen

ein Klient hat. Betrachtet werden mit Blick auf Fähigkeiten und Fertigkeiten dabei immer die Kognition, die Sensorik und die (Psycho-)Motorik (mehr dazu in Kap. 9.2).

Einen Eindruck davon erhält man nicht auf einen Blick, sondern man muss bedenken, dass bei älteren Menschen (genauso wie bei jüngeren) nicht jeder Tag gleich ist – es gibt bessere und schlechtere Zeiten und Stimmungen.

Nachdem das biologische Alter nicht den letzten Ausschlag über die Situation eines Menschen gibt, ist eine Unterteilung in Lebensabschnitte, die allein am biologischen Alter orientiert ist, insgesamt als eher überholt zu betrachten. Einem Ansatz, der sich am Grad des Unterstützungsbedarfs orientiert, ist der Vorzug zu geben.

4 Vorstellungen vom Altern und Etikettierungen

In diesem Kapitel soll zunächst ein Überblick über unterschiedliche Vorstellungen vom („gelingenden") Altern gegeben werden. In einem zweiten Schritt wird überlegt, was diese Vorstellungen der Altenarbeit sagen könnten.

Eine Anmerkung dazu: Bei diesem Überblick handelt es sich um eine Auswahl. Es wurden jene Theorien bzw. Modelle gewählt, die sich in gängigen Pflege- und Betreuungskonzeptionen spiegeln bzw. gespiegelt haben und die das Denken in der Pflege und Betreuung älterer Menschen immer noch beeinflussen. Die Tendenzen und Pole, entlang derer sich diese Ideen bewegen, werden im Anschluss daran jeweils herausgearbeitet und dann wieder auf ihre Bedeutung für die Altenarbeit befragt.

4.1 Defizit und Disengagement, Aktivität und Kompetenz, Kontinuität: Denkrichtungen

Ab dem Ende des 19. und im Verlauf des 20. und 21. Jahrhunderts beschäftigte (und beschäftigt) man sich intensiv mit der Frage, wie das Altern des Menschen verläuft und wie es sich auf seine Fähigkeiten auswirkt. Man fragte dabei ebenfalls, wie ein alternder oder alter Mensch leben soll, damit er im Alter glücklich ist und sich wohl fühlt. Zunächst entstanden dabei einige Modelle, die jeweils **eine Facette** des Älterwerdens besonders betonten. Diese Modelle kreisten im Wesentlichen um die Vorstellungen von Defizit und Disengagement oder aber von Aktivität bzw. Kontinuität. Diese Ideen sollen hier erst vorgestellt und dann besprochen werden. Es handelt sich dabei um sogenannte psychosoziale Modelle bzw. Theorien des Alterns.

Hier werden folgende psychosoziale Modelle des Alterns dargestellt (vgl. Lehr 2003 bzw. Schneider 2007):

1. das **Defizitmodell**
2. die **Rückzugstheorie** (Disengagement-Theorie)
3. die **Aktivitätstheorie**
4. die **Kontinuitätstheorie**
5. das **Kompetenzmodell**

Ad 1: „Ab 30 geht es abwärts" – das Defizitmodell

Auf der Grundlage verschiedener in den USA durchgeführter Untersuchungen kam man am Anfang des 20. Jahrhunderts zu einem falschen Schluss: Man dachte, dass Menschen, wenn sie altern, zwingend ihre körperlichen und geistigen Fähigkeiten verlieren und dass die Leistungsfähigkeit um das 20. bis 30. Lebensjahr am höchsten ist. Ab diesem Zeitpunkt soll demnach der Abbauprozess einsetzen, der schrittweise alle Dimensionen umgreift.

In dieser Denkweise wäre es ganz selbstverständlich, dass alte Menschen grundsätzlich gebrechlich, langsam und vergesslich sind. Im Zuge der Testungen wurden allerdings verschiedene **wesentliche Faktoren nicht berücksichtigt** – z. B. der Umstand, dass die Schulbildung der Probanden auf unterschiedlichen Niveaus lag, dass die getesteten Fähigkeiten unterschiedlich gut trainiert waren, dass die Probanden auf die Tests unterschiedlich gut vorbereitet waren, dass ihre Motivation unterschiedlich war usw. Das Defizitmodell gilt heute als widerlegt.

Aber: Genauso ungünstig wie eine Überbetonung möglicher Defizite oder Verluste wäre ihre **Leugnung**, weil dies in die Überforderung führen bzw. bewirken kann, dass ältere Menschen selbst meinen, diese Verluste wären womöglich ein Hinweis auf mangelnde Eigenaktivität.

Ad 2: „Die Alten ziehen sich langsam zurück" – die Rückzugstheorie

Ab den 1960er-Jahren entstanden in den USA folgende Überlegungen: Wenn Menschen älter werden, ziehen sie sich gerne aus ihrer Umwelt, aus Rollen, Aktivitäten und Aufgaben und damit sozusagen aus dem Leben zurück; dies sei sozusagen eine natürliche Folge des Alterns. Der Name dieser Theorie leitet sich vom Begriff „Engagement" ab, was hier so viel wie „Einsatz" bedeutet.

Man leitete diese Gedanken aus Beobachtungen ab; tatsächlich aber haben Menschen, ältere wie jüngere, nicht immer die Wahl. Was in der Disengagement-Theorie also nicht bedacht wurde, war, dass **nicht** alle alten Menschen, die am gesellschaftlichen Leben kaum mehr teilnehmen, **freiwillig** so handeln.

Ad 3: „Je mehr, desto besser" – die Aktivitätstheorie

Als die Rückzugstheorie entstand, wurde zur gleichen Zeit – sozusagen als „Gegenbewegung" – die Aktivitätstheorie entworfen. Man meinte, alte Menschen würden dann am glücklichsten altern, wenn sie möglichst aktiv wären, möglichst viele verschiedene Rollen in ihrem Leben aufrechterhalten könnten und möglichst viele soziale Kontakte hätten.

Nun gilt: Ebenso wenig, wie man sagen kann, dass alle alten Menschen es lieber ruhiger haben und sich gerne zurückziehen, kann man sagen, dass alle alten Menschen möglichst viel Neues beginnen, möglichst viel herumkommen und möglichst vielen verschiedenen Tätigkeiten nachgehen wollen.

Ad 4: „Am besten alles wie früher“ – die Kontinuitätstheorie

Nach der Rückzugs- und der Aktivitätstheorie folgte schließlich die sogenannte Kontinuitätstheorie. „Kontinuierlich“ bedeutet „fortlaufend“, „über einen längeren Zeitraum fortdauernd“. Was laut dieser Theorie auch im Alter weiter fortlaufen soll, sind sozusagen die Lebensumstände und Gewohnheiten eines Menschen. Insgesamt sollen, so die Idee, die Lebensabschnitte des mittleren und höheren Lebensalters einander möglichst ähnlich sein, damit das Altern glücklich verläuft. Auch hier ist sicher, dass das **nicht grundsätzlich gelten kann**. Manchen Menschen wird es gut tun, wenn sie im Alter so leben, wie sie es gewohnt sind, anderen nicht.

Ad 5: „Man lernt auch im Alter noch!“ – das Kompetenzmodell

Kompetenzen sind Fähigkeiten und Fertigkeiten eines Menschen, stehen also für das, was ein Mensch kann, wozu er in der Lage ist. Grundidee des Kompetenzmodells ist: Alte Menschen verlieren zwar einerseits gewisse Fähigkeiten und Fertigkeiten, lernen aber andererseits auch dazu: zum Beispiel mit neuen Dingen umzugehen oder mit Einschränkungen, die das Altern bringt, zurechtzukommen (wer sich nicht merkt, was er einkaufen will, schreibt sich eben einen Einkaufszettel).

Die Lebenserfahrung, über die alte Menschen verfügen, wird in diesem Ansatz betont, ebenso die durchaus vorhandene Lernfähigkeit.

Aber: Auch dieses Modell darf nicht unreflektiert verallgemeinert werden. **Nicht alle** älteren Menschen können noch dazulernen (oft hindern Erkrankungen oder Einschränkungen sie daran) bzw. gewinnbringend auf ihre Lebenserfahrungen zurückgreifen. Ob jemand neue Fähigkeiten erwerben und sich alte Fähigkeiten erhalten kann, hängt nicht nur von seinem Willen, sondern auch von vielen anderen Umständen ab (Gesundheitszustand, Lebenssituation etc.) – und **nicht alle sind immer beeinflussbar**.

Fasst man diese Gedanken zusammen, so könnte man sagen, dass diese Modelle sich zwischen folgenden Polen bewegen (Fürstler/Hausmann 2000, S. 196):

1. Abbau und Verlust
2. Aufbau
3. Konstanz bzw. Stabilität

Ad 1: Abbau und Verlust

Beides wird im **Defizitmodell** betont, wobei man auch davon ausging, dass diese Entwicklung nicht umkehrbar, also irreversibel ist (darum wird teilweise auch der Begriff der Irreversibilitätstheorie verwendet). Auf dieser Linie liegt auch die **Rückzugstheorie**, da man dachte, dass der alternde Mensch Beziehungen zu anderen und auch Aktivitäten reduziert, weil es ihm ein Bedürfnis ist.

Abbau und Verluste liegen demnach z. B.

- in Einschränkungen der Bewegungsfähigkeit und anderen physischen Veränderungen;
- in Veränderungen kognitiver Fähigkeiten;
- in einer – wenn auch in diesem Denken freiwillig gewählten – Form der Isolation.

Ad 2: Aufbau

Das **Kompetenzmodell** stellt den Erwerb neuer Kompetenzen ins Zentrum. Beispiele dafür wären, dass alternde Menschen diese Kompetenzen dann erwerben, wenn sie

- Neues erlernen, z. B. ein Handy haben oder sich daran gewöhnen, mit dem Internet umzugehen;
- lernen, auch mit den oben genannten Einschränkungen umzugehen, also z. B. auf herabgesetzte Bewegungsfähigkeit mit dem Einsatz von Hilfsmitteln zu reagieren oder dem vielleicht nicht mehr so gut funktionierenden Kurzzeitgedächtnis mit dem Einsatz von Merkhilfen zu begegnen.

Ad 3: Konstanz bzw. Stabilität

Der Stabilität gilt in der **Aktivitätstheorie** die Aufmerksamkeit: Hier sollen möglichst viele Rollen des Lebens aufrechterhalten werden, während die **Kontinuitätstheorie** die Konstanz in den Mittelpunkt des Interesses rückt. Aktivität würde z. B. bedeuten,

- möglichst alle Aktivitäten des sozialen bzw. familiären Lebens zu erhalten und
- möglichst vielen Interessen nachzugehen bzw. vielleicht auch neue zu gewinnen.

Kontinuität würde z. B. bedeuten,

- dass die Lebensumstände weitgehend gleich bleiben;
- dass es eine ähnliche Wohnsituation gibt;
- dass der alte Mensch den gleichen Interessen nachgeht wie früher;
- dass eine Umgebung, in der ähnliche Wertvorstellungen gelten, als sehr angenehm erlebt wird.

Insbesondere zur **Kontinuität** ist zu sagen, dass sie wahrscheinlich da von Bedeutung ist, wo **Einschränkungen der Orientiertheit** vorliegen. Ähnelt die Umgebung eines älteren Menschen, der z. B. demenziell erkrankt ist, jener, die er kennt, wird er sich darin leichter zurechtfinden.

Nun wurde eine Reihe von Positionen betont, die einerseits etwas Richtiges aussagen, gegen die es andererseits aber immer auch etwas einzuwenden gibt. Es wurden Pole aufgezeigt, zwischen denen sich Altenarbeit bewegen muss, und zwar am **einzelnen Menschen orientiert**. Tut sie dies nicht, hat sie festgefahrene Bilder von „dem alten Menschen" oder „dem Altern" als Grundlage, kann es zu sogenannten Etikettierungen kommen, was wiederum ungünstig sein kann. Worum es dabei genau geht, wird im folgenden Kapitel erklärt.

4.2 Etikettierung und self-fulfilling prophecy: warum Zuschreibungen reflektiert werden müssen

(Negative) Etikettierung

Die sogenannte **Etikettierung** ist ein Vorgang, in dessen Verlauf einem anderen ein „Etikett" (gewissermaßen eine bestimmte Vorstellung) zugewiesen wird. Die Folge dieses Vorgangs – der nicht immer bewusst geschehen muss – kann darin bestehen, dass sich derjenige, der dieses Etikett erhält, sich auch entsprechend verhält. Mit anderen Worten: Wird jemand immer behandelt, als wäre er abhängig und hilflos, dann kann es sein, dass er sich in die Rolle des Abhängigen und Hilfsbedürftigen begibt. Auch das geschieht in der Regel nicht bewusst.

Das Modell der **Stufen des sozialen Abstiegs älterer Menschen** (Milisen et al. 2004, S. 12, nach Kuypers/Bengtson) beschreibt dies – hier vereinfacht – so:

1. Ältere Menschen können für sozialen Abstieg besonders anfällig sein, weil sie unter auftretenden Verlusten leiden, zugleich aber so „funktionieren" wollen wie früher.
2. Sie können unsicher sein, vielleicht Selbstzweifel haben, wenn sie an ihre früheren Fähigkeiten zurückdenken – zugleich bedeutet ihnen der Wunsch, unbedingt entsprechen zu wollen, sehr viel; sie können sich davon abhängig machen.
3. Die Umgebung älterer Menschen kann ihnen das Gefühl vermitteln, inkompetent, also „unfähig" zu sein.
4. Ältere Menschen können durch dieses Verhalten der Umgebung langsam in die Rolle des Kranken bzw. Abhängigen hineingeführt werden.
5. Es handelt sich dabei um erlernte Hilflosigkeit, die dazu führt, dass der Verlust früherer Fähigkeiten tatsächlich eintritt (z. B. weil zu viel Unterstützung gegeben wird).
6. Ältere betrachten sich schließlich selbst als „unfähig".

BEISPIEL

Eine typische Situation dafür könnte so aussehen:

1. Frau S., 86, fühlt sich manchmal schwach und langsam, möchte ihren Alltag aber unbedingt allein bewältigen.

2. Frau S. zweifelt an sich selbst und denkt an die „jungen Jahre“ zurück, in denen sie „flink wie ein Wiesel“ war. Weiterhin alles allein zu schaffen, ist ihr aber sehr wichtig.
3. Die Verkäuferin im Supermarkt um die Ecke meint es nicht böse, behandelt Frau S. aber nicht nur, als wäre sie etwas langsamer, sondern fast, als wäre sie ein Kind. Die Tochter von Frau S. tut dasselbe.
4. Frau S. passt sich dem, ohne es zu merken, langsam an. Sie akzeptiert, dass man ihr das Geld vorzählt, ihr den Einkaufszettel laut vorliest, nur in einfachsten Sätzen mit ihr spricht und sie überschwänglich lobt, wenn sie Milch und Brot gekauft hat.
5. Ebenfalls ohne es zu merken, verliert Frau S. die Fähigkeit, den Einkauf selbstständig zu planen und durchzuführen, weil sie sich immer auf die – eigentlich aufgedrängte – Hilfe verlässt.
6. Frau S. bezeichnet sich schließlich selbst als „vergessliche Alte“ (und der Kreislauf beginnt wieder bei 1.).

Hier zeitigt die Etikettierung negative Folgen in dem Sinn, dass Frau S. sich jenem Bild ihrer selbst, das mit Verlusten und Abhängigkeit zu tun hat, auch tatsächlich anpasst.

Es sind aber auch positive Folgen solcher Zuschreibungen denkbar: Der sogenannte **Rosenthal-Effekt** (vgl. z. B. Marwedel 2013, S. 42), der auf den amerikanischen Psychologen Robert Rosenthal (geb. 1933) zurückgeht, bezeichnet folgenden Umstand: In einem von Rosenthal durchgeführten Experiment beschrieb man ganz zufällig ausgewählte Kinder Lehrern gegenüber als hochintelligent. Nach einer bestimmten Zeit hatten sich ihre Fähigkeiten diesen Beschreibungen ein Stück weit auch tatsächlich angepasst. Angenommen wird Folgendes:

- Die Lehrer **verhalten** sich zunächst so, als seien diese Schüler hochbegabt, was wahrscheinlich zur Folge hat, dass sie in besonderer Weise gefördert werden.
- Das positive Bild, das die Lehrer von den Schülern haben, kann sich dadurch gewissermaßen auf sie **übertragen**.

Sowohl in der negativen als auch in der positiven Zuschreibung von bestimmten Eigenschaften scheint sich also zu zeigen, dass Vorstellungen jeweils das Verhalten beeinflussen und dass das Verhalten der Menschen (hier: die Lehrer, die Verkäuferin, Frau S.' Tochter) gegenüber anderen (hier: die Schüler, Frau S.) sich wiederum auf deren Verhalten, letztlich sogar auf deren Fähigkeiten auswirkt.

Self-fulfilling prophecy

Zwar zeigt der Rosenthal-Effekt sich vornehmlich bei jüngeren Schülern, allerdings entspricht dieser Effekt dem, was der Soziologe Robert K. Merton schon 1949 als selbsterfüllende Prophezeiung (self-fulfilling prophecy) bezeichnet.

Mit **self-fulfilling prophecy** ist gemeint: Wenn etwas behauptet, geglaubt oder vorausgesagt wird, verhalten sich die Menschen auch entsprechend (und zwar sowohl bewusst als auch unbewusst), sodass es irgendwann auch tatsächlich eintritt. (Soziale) Überzeugungen werden dann zur (sozialen) Realität (vgl. z. B. Merton 1995, S. 401 f.), wobei dies eben auch für die Interaktion der Menschen untereinander gelten kann.

Denkt man an die negative Etikettierung und ihren Einfluss zurück, kann man natürlich fragen, ob man sich den Effekt einer positiven Etikettierung in der Arbeit mit Älteren nicht zunutze machen kann, d. h. ob die self-fulfilling prophecy darin nicht eine positive Rolle spielen könnte. Dies scheint unter bestimmten Umständen möglich, allerdings muss dabei einiges bedacht werden.

4.3 Bewusster Einsatz von positiven Zuschreibungen – ein Instrument der Altenarbeit

Wie kann man also, mag man sich fragen, aus diesen Erkenntnissen einen Gewinn für die Arbeit mit Älteren ziehen? Zuallererst müssen die in diesem Bereich Tätigen die eigenen **Alters-Stereotype** reflektieren. Stereotype sind Vorurteilen ähnlich, allerdings gibt es sie in der „positiven" und in der „negativen" Variante.

Stereotype sind also immer gleichartige Zuschreibungen, die man einer Gruppe von Menschen gegenüber vornimmt (Backes/Clemens 2008, S. 57 f.). Positive Altersstereotype sind das Bild vom weisen, geduldigen, gütigen, lebenserfahrenen, lernfähigen, beweglichen alten Menschen (z. B. das vom 80-jährigen, rüstigen Bergsteiger oder das der 85-jährigen Universitätsprofessorin). Negative Altersstereotype bedienen das Bild vom langsamen, „verschrobenen", mürrischen, vielleicht sich zurückziehenden alten Menschen (z. B. der verbitterte alte Nachbar).

Die **Gefahr von Stereotypen** (den positiven wie den negativen!) ist, dass sie

- für *den* alten Menschen ganz grundsätzlich gelten („alte Menschen sind/können ..."),
- praktisch immer nur eine Seite betonen, die andere jedoch aussparen;
- in aller Regel tief sitzende Vorstellungen darstellen, über die der Betreffende nicht nachgedacht hat.

Stereotype kommen aus unterschiedlichen Gründen zustande. Die mediale Vermittlung (Fernsehen, Internet, Zeitung) spielt dabei eine Rolle, Stereotypien können aber auch auf Überlieferungen oder auf dem Hörensagen beruhen oder mit eigenen Erfahrungen zu tun haben. Sie haben in der professionellen Begleitung Älterer keinen Platz, weil sie in jedem Fall (auch wenn es sich um das Bild des weisen, rüstigen alten Menschen handelt) zu Etikettierung im Sinne einer Einseitigkeit führen und damit **differenzierte Einschätzungen** nicht zulassen.

Wenn also mit **positiven Zuschreibungen** gearbeitet werden soll, so muss dies **bewusst** und **auf einen einzelnen Klienten bezogen** geschehen (und *nicht* auf der Grundlage eines positiven Altersstereotyps), und es müssen im Vorfeld Überlegungen angestellt werden.

Erwägt man die Arbeit mit positiven Zuschreibungen, sind z. B. folgende Überlegungen angebracht:

1. Welche **Ressourcen** hat der ältere Mensch (**bestehende** und **mögliche** Ressourcen)?
2. Welche dieser (bestehenden) Ressourcen sollen **erhalten/gestützt** und welche (möglichen) Ressourcen sollen **gefördert/hervorgeholt** werden?
3. Wie kann dies geschehen, sodass es vom Klienten **angenehm erlebt** wird?
4. Wie sollen dabei **positive Zuschreibungen** eingesetzt werden?

PRAXIS

Der **Einsatz positiver Zuschreibungen** kann grundsätzlich folgendermaßen aussehen:

- Alle Teammitglieder in Betreuung und Pflege sollten sich zunächst darüber im Klaren sein, wo die Zuschreibungen sinnvoll sind und wo nicht. Es muss sich um realistische Vorstellungen der Fähigkeiten eines Klienten handeln, z. B.: Der Klient kann, wenn man es ihm zutraut und ihm dieses Zutrauen auch vermittelt, aller Voraussicht nach im Rollstuhl selbstständig mobil sein, Teile der Körperpflege übernehmen, eine Aufgabe in einer Wohn- und Betreuungsaufgabe übernehmen (so er das möchte) und auch bewältigen usw.
- Alle Teammitglieder überlegen sich, wie man einem Klienten das positive Bild, das man von ihm hat, auch vermittelt kann. Keinesfalls soll das in Form von verkindlichendem, übertriebenem Lob geschehen. Besser wäre es, die eigenen verbalen (Fragen, Aussagen) und nicht verbalen (Mimik, Gestik, Stimmlage etc.) Äußerungen zu reflektieren.

- Alle Teammitglieder gestalten auf Grundlage dieser Reflexion einzelne Interaktionen bewusst so (siehe unten), dass dieses positive Bild und auch das entsprechende Zutrauen sich vermitteln, wobei man immer beobachten muss, ob der Klient sich möglicherweise überfordert fühlt und ob er an der Aktivität, die die Ressourcen erhalten bzw. fördern soll, auch Freude hat.

Bewusste Gestaltung von Interaktionen durch Reflexion

Gerade das, was nebensächlich erscheint, transportiert häufig das Wesentliche. Am besten, man überlegt *selbst* (besonders gut wäre der Austausch im Team),

1. wie das Verhalten von Menschen aussieht, in deren Anwesenheit und Umgebung man sich selbst etwas zutraut,
2. und wie das Verhalten von Menschen aussieht, in deren Anwesenheit und Umgebung man eher verunsichert wird.

Ad 1: Mögliche Verhaltensweisen sind:

- das Gewähren von Zeit
- wohlwollendes Hinwegsehen über kleinere Fehler oder Korrigieren der Fehler ohne großes Aufheben
- Betonung des Erfolgs (nicht überschwänglich, sondern angemessen)
- Aussagen wie „Sehen Sie, ich hab ja gewusst, dass das klappen wird"
- Aussagen wie „Genau, hier haben Sie gut angefangen, es ist ja nicht jeder Tag gleich, morgen wird es schon klappen"
- Aussagen wie „Keine Eile, wir haben Zeit!"

Ad 2: Mögliche Verhaltensweisen sind:

- Unterbrechen der Rede des Betreffenden nach wenigen Sätzen (wenn auch wohlmeinend)
- Seufzen
- „unmerkliches" Augenverdrehen
- Auf-die-Uhr-Schauen
- Kopfschütteln
- Zuweisen nur der einfachsten Aufgaben
- übertriebenes Lob, wenn man auch nur eine Kleinigkeit richtig gemacht hat

Allerdings: Ebenso problematisch wie die Unterforderung Älterer ist die Überforderung. Die Folgen beider Phänomene sollen im nächsten Kapitel dargestellt werden.

4.4 Unterstützung und Über- bzw. Unterforderung: ein Spannungsfeld der Altenarbeit

Unterstützung bedeutet, mit einem anderen Menschen zusammenzuarbeiten und ihm dort Hilfe zu geben, wo er sie benötigt. Diese Hilfe kann – je nach Situation – völlig unterschiedlich aussehen. Wesentlich bei der Unterstützung ist, dass sie so erfolgt, dass dem Betreffenden nicht zu viel abgenommen wird, damit es nicht zu erlernter Hilflosigkeit kommt (d. h. zum Verlernen von Fähigkeiten und Fertigkeiten, die nicht mehr genutzt werden, weil dem alten Menschen so viel abgenommen wird) bzw. damit sich nicht mangelnde Motivation einstellt (z. B. weil der Betroffene meint, ohnehin nichts selbst zu können).

Die folgende Tabelle soll zunächst zeigen, dass nicht nur Unter-, sondern auch Überforderung letztlich zu Abhängigkeit und Hilflosigkeit führen kann.

Überforderung	**Unterforderung**
Mögliche Gründe: • die Umgebung traut dem Klienten zu viel zu, fordert ihn zu stark, unterstützt zu wenig • der Klient selbst fordert sich zu stark, lässt sich kaum helfen *oder* er bittet nicht um Hilfe, weil er sich dann als abhängig empfindet	Mögliche Gründe: • die Umgebung traut dem Klienten zu wenig zu, reagiert überversorgend, „nimmt ihm alles ab“ • der Klient selbst traut sich zu wenig zu, stellt sich abhängiger dar, als er ist (bewusst oder unbewusst)
Mögliche Ursachen aufseiten der Helfer: • unreflektierte Orientierung an Kompetenzmodell bzw. Aktivitätstheorie	Mögliche Ursachen aufseiten der Helfer: • unreflektierte Orientierung an Defizitmodell bzw. Disengagement-theorie
Mögliche Etiketten: • „Der kann schon, wenn er nur will!“ • „Ein wenig Anstrengung schadet ihr nicht!“ • „Der braucht es, dass man ihn fordert. Am liebsten würde er sich nur verwöhnen lassen“	Mögliche Etiketten: • „Er glaubt, dass er das kann, aber wir wissen, dass er dann stürzen wird“ • „Das bringt nichts, dabei kommt bei ihr nichts heraus!“ • „Für sie ist es besser, man nimmt ihr das ab!“

Mögliche Folgen: • Resignation, Hineinfinden in die Rolle des Abhängigen („es geht eben nicht mehr“) • erlernte Hilflosigkeit: weil man „trotz aller Bemühung nicht mehr mitkommt“, „es, so gerne man auch will, nicht mehr schafft“, wird die Aktivität eingestellt • Ressourcen gehen verloren	Mögliche Folgen: • Resignation, Hineinfinden in die Rolle des Abhängigen („die werden schon recht haben“) • erlernte Hilflosigkeit: weil man „nicht mehr mitkommt“, „weil die anderen immer schneller sind“ (z. B. bei der Körperpflege), gibt der Betreffende auf • Ressourcen gehen verloren

Sowohl positive als auch negative Etikettierung, die einmal in die Überforderung, einmal in die Unterforderung führt, kann **erlernte Hilflosigkeit** zur Folge haben. Wesentlich ist daher, Klienten immer auf mögliche Anzeichen von Über- oder Unterforderung hin zu beobachten.

Erlernte Hilflosigkeit entsteht nach Martin E. P. Seligmann folgendermaßen:

- Jemand erlebt, dass das, was er tut, keine Auswirkungen hat, also folgenlos bleibt;
- er schließt daraus, dass sein Handeln keinen Einfluss auf das Geschehen hat, dass er die Sache, um die es dabei geht, nicht „kann“;
- er gibt es daher auf, mitzumachen oder etwas Bestimmtes zu tun, und verlernt es mit der Zeit tatsächlich (vgl. Seligmann 1983; Hornung/Lächler 2006).

BEISPIEL

In der Praxis könnte das so aussehen:

1. Herr S. möchte sich an einer Aktivität (z. B. Basteln) beteiligen, leidet aber unter leichten Einschränkungen der Feinmotorik.
2. Wohlmeinend nimmt ihm eine andere Gruppenteilnehmerin bestimmte Tätigkeiten (z. B. das Ausschneiden) ab. Die Gruppenleiterin findet die Hilfsbereitschaft dieser Teilnehmerin einerseits sympathisch, hat andererseits aber auch Sorge, Herrn S. zu überfordern. Daraus, dass er letzten Endes nur „dabeisitzt“, schließt Herr S., dass er zu langsam oder aber falsch bzw. ungeschickt ausschneidet.
3. Er überlässt diese Tätigkeit daher nun grundsätzlich den anderen und verliert die Fähigkeit dazu mit der Zeit tatsächlich zur Gänze.

Der Unterschied zwischen dem bewussten Einsatz von Zuschreibungen und Etikettierungen (positiven wie negativen) ist, dass bewusst eingesetzte Zuschreibungen reflektiert sind. Das Team macht es sich dann zur Aufgabe, einem Klienten wie Herrn S. zu vermitteln, dass man ihm bestimmte Handlungen zutraut. Bemerkt man, dass ein bestimmtes Ziel zu hoch angesetzt wurde, kann es geändert werden – die wohlwollend zutrauende Haltung dem Klienten gegenüber bleibt dabei jedoch unverändert.

Ein Etikett hingegen „klebt" – der Etikettierte wird es nicht mehr los. Negative Etikettierungen können – im Sinne der self-fulfilling prophecy – dazu führen, dass der Betroffene sich ihnen anpasst. Positive Etikettierungen können zu Überforderung führen – und bleibt das Gefühl der Überforderung aufrecht, ist es möglich, dass dies ebenso zur Einstellung von Eigenaktivitäten führt.

5 Aufgaben des Alterns: Lebensphasen- und Entwicklungsmodelle

In Kapitel 4.1 wurden das Defizit- und das Kompetenzmodell, die Rückzugs- und die Aktivitätstheorie sowie die Kontinuitätstheorie vorgestellt. Ich habe gezeigt, dass man sich dabei zwischen den Polen von Abbau/Verlust und Aufbau, aber auch im Denkmodell von Konstanz bzw. Stabilität bewegt (Fürstler/Hausmann 2000, S. 196).

Hier sollen zwei weitere Ansätze (vgl. Lehr 2003 bzw. Schneider 2007) beschrieben werden, und zwar:

1. das **qualitative Verlaufsmodell** und die Idee der **Wachstumstheorie** sowie
2. der **biografisch orientierte Ansatz** bzw. das **Lebenslagenkonzept.**

Ad 1: „Die Bewältigung von Lebensaufgaben" – Wachstumstheorie und qualitatives Verlaufsmodell

Im sogenannten qualitativen Verlaufsmodell geht man davon aus, dass Menschen in jeder Lebensphase bestimmte Aufgaben zu bewältigen haben. Für die Phase des Alters wäre das die „Erlangung von ‚Ich-Integrität'" (Lehr 2003, S. 53), was bedeutet, dass jemand alle Lebensereignisse und Anteile seiner Persönlichkeit bejahen, gewissermaßen dazu stehen kann. Ähnlich die Wachstumstheorie: Auch hier geht es um die Idee, dass das Alter sich durch besondere Reife auszeichnet, welche die menschliche Entwicklung abschließt im Sinne einer „späten Persönlichkeitsentwicklung" (Lehr 2003, S. 69), die ein gewissermaßen offeneres Denken und das, was im Verständnis Eriksons als „Ich-Integrität" bezeichnet wird, zum Ergebnis hat.

Hier muss man darauf achten, dass es **nicht zu Bewertungen kommt** (vgl. Lehr 2003, S. 53). Nicht jeder Mensch kann – gerade kritische – Lebensereignisse bejahen, und vor allem: Kann jemand im Alter nicht zufrieden sein, so bedeutet das eben *nicht* automatisch, dass Lebensaufgaben nicht bewältigt wurden, sondern dies kann viele Gründe haben – es kann auch den aktuellen Umständen geschuldet sein.

Ad 2: Was hat jemand erlebt und was bedeutet das heute für ihn?

Hier steht der Gedanke im Zentrum, dass die Lebensgeschichte (= die Biografie) eines Menschen Bedeutung auch für seine aktuelle Situation hat. Dieser Ansatz ist heute aus der geriatrischen Pflege nicht mehr wegzudenken und für die Altenarbeit von ebenso großer Bedeutung. Dabei interessiert weniger, wie jemandes Kindheit, Jugend, mittleres Lebensalter (eben: das bisherige Leben) im Detail verlaufen ist, sondern viel mehr, **wie er es empfunden und erlebt hat**. So kann jemand ein – nach äußeren Maßstäben – sehr kritisches Ereignis vielleicht als gar nicht so schlimm empfunden haben, während umgekehrt Erlebnisse, die von außen als belanglos eingestuft wurden, sich tief eingeprägt haben können (vgl. Schneider 2007, S. 82).

Das sogenannte **Lebenslagenkonzept** ist von der Überlegung geleitet, dass wohl einerseits die Lebensgeschichte eines Menschen, andererseits aber auch seine aktuelle Situation von Belang für sein Empfinden ist und dass es beispielsweise zu Identitätskrisen kommen kann, wenn vieles des früher Geleisteten oder Erlebten heute keine Bedeutung mehr zu haben scheint (z. B. Berufe, die es nicht mehr gibt, Fertigkeiten oder Fähigkeiten, die aktuell nicht mehr gefragt zu sein scheinen). Es geht also darum, Vergangenheit und Gegenwart in Beziehung zueinander zu sehen (Schneider 2007, S. 86).

Fasst man dies nun zusammen, so wären die Pole, um die man sich hier bewegt:

a) Entwicklung (Wachstum) und „Reife";
b) die Arbeit mit der Lebensgeschichte Älterer.

Ad a): Entwicklung und Reife

Besonders betont werden Entwicklung und Reife im sogenannten **Modell der Lebensphasen** nach Erik Erikson (worauf übrigens das Konzept der Validation fußt). Zentral darin ist, dass Erikson die sogenannte „Ich-Integrität" (etwas wie: Ganzheit, Unversehrtheit, Vollständigkeit) als Lebensaufgabe des Alters ansieht. Gelingt dies nicht, kann es zur Verzweiflung kommen, wenn sich das Gefühl einstellt, etwas nicht mehr aufholen oder wiedergutmachen zu können. Es geht also um **Entwicklung im Spannungsfeld von Ich-Integrität und Verzweiflung**. In Kapitel 5.2 wird ein praktischer Ansatz für die Altenarbeit entworfen, der sich wesentlich mit der Ich-Integrität beschäftigt.

Im Lauf der vergangenen Jahrzehnte wurden mehrfach Ideen zur Entwicklung und zu den ihr zugehörigen **Aufgaben** entworfen, so z. B. von Robert J. Havighurst. Ihm zufolge ergeben sich Entwicklungsaufgaben aufgrund von physischer Reifung/Veränderung, aufgrund von Erwartungen der Gesellschaft oder aufgrund von individuellen Zielen (vgl. Hornung/Lächler, S. 128). Mit anderen Worten könnte man auch von

- biologischen Einflussfaktoren,
- gesellschaftlichen Einflussfaktoren und
- persönlichen Einflussfaktoren (vgl. Martin/Kliegel 2008, S. 42)

sprechen, die in jedem Lebensabschnitt eine Anpassung bzw. Entwicklung erforderlich machen.

Ad b): Die Arbeit mit der Lebensgeschichte Älterer

Die Arbeit mit der Lebensgeschichte (Biografie) hat nicht nur in den Sozialwissenschaften, sondern auch in der Pflege Einzug gehalten und ist zu einer nicht mehr daraus wegzudenkenden Selbstverständlichkeit geworden. Die Biografie wird in die Planung von Pflege und Betreuung einbezogen. Man darf dabei allerdings nicht vergessen, den Bogen von „damals" zur aktuellen Situation zu spannen und nicht bei der Anpassung einzelner Interventionen zu bleiben. Dem trägt die Idee des Lebenslagenkonzeptes Rechnung. Dabei wird nicht nur überlegt, welche Bedeutung die Lebensgeschichte für die aktuelle Situation hat (z. B. Interventionsplanung), sondern auch weiter, in welcher Beziehung Vergangenheit und Gegenwart zueinander stehen (z. B. welche Werte waren „damals" interessant, die heute vielleicht nicht mehr gelten, und **was bedeutet das für die Lebenssituation eines älteren Menschen?**).

5.1 Entwicklungsaufgaben im Alter – und wie der Beitrag der Altenarbeit dazu praktisch aussehen könnte

Wie im vorigen Kapitel angesprochen, ergeben sich Entwicklungsaufgaben aus biologischen, gesellschaftlichen und persönlichen Faktoren.

Havinghurst leitet für die Phase des Lebensabschnittes „Alter" folgende Aufgaben ab:

- Älter werdende Menschen müssen sich an die **geänderte Leistungsfähigkeit**, vielleicht auch an die abnehmende Gesundheit anpassen;
- sie müssen damit rechnen, mit dem **Verlust des Lebenspartners** (oder anderer geliebter Menschen) zurechtzukommen und sich darauf einstellen;
- sie müssen sich mit dem Eintreten des beruflichen **Ruhestandes** (Pension) auseinandersetzen;
- sie müssen sich damit auseinandersetzen, dass dies auch mit **finanziellen Einbußen** (geringer werdendes Einkommen) verbunden sein wird;
- sie müssen daran arbeiten, **zur Gruppe der Älteren zu gehören** und können dies im günstigsten Fall bejahen (Martin/Kliegel 2008, S. 44).

Die folgende Tabelle zeigt, wie die Aufgaben von Altenarbeit dabei ganz konkret aussehen könnten. Freilich erhebt das keinen Anspruch auf Vollständigkeit, sondern die genannten Interventionen sind als **Möglichkeiten** zu sehen. Das **„Was"** und das **„Wie"** hängen, auf einzelne Klienten bezogen, davon ab, welche Ressourcen und auch Bedürfnisse sie haben.

Entwicklungsaufgabe	Mögliche unterstützende Aufgabe von Altenarbeit
Anpassung an die veränderte Leistungsfähigkeit	Unterstützung bei der Beschaffung und Organisation von Hilfsmitteln bzw. bei der Adaption des Wohnumfeldes
	Beratung und Unterstützung beim Erlernen des Umgangs bzw. Einsatzes dieser Hilfsmittel (z. B. Gehbehelf – siehe Kap. 9.5 und 9.6)
	Evtl. Angebote zur Aktivierung (siehe Kap. 10), die als angenehm und hilfreich erlebt werden, sodass ein positives Selbstbild erhalten bleibt/gefördert wird
Verlust geliebter Menschen	Evtl. Vermittlung oder Begleitung von Angeboten in Zusammenhang mit der Trauerarbeit
	Wenn möglich Unterstützung bei der Aufnahme neuer Beziehungen bzw. bei der Intensivierung bestehender Kontakte
	Unterstützung bei der Verhinderung von Rückzug und Isolation (siehe Kap. 9 und 10)
	Evtl. Angebote zur Aktivierung sowie Motivation zur Übernahme neuer Aufgaben
Ende der beruflichen Aktivität (bzw. Eintritt in eine Pflege-, Wohn- oder Betreuungseinrichtung)	Angebote zum Erhalt gewohnter bzw. zum Erwerb neuer Lebensrollen (vgl. Kap. 11)
	Wenn möglich Unterstützung bei der Aufnahme neuer Beziehungen bzw. bei der Intensivierung bestehender Kontakte
	Unterstützung bei der Verhinderung von Rückzug und Isolation
	Evtl. Angebote zur Aktivierung sowie Motivation zur Übernahme neuer Aufgaben
Bejahen der Lebensphase „Alter“	Unterstützung bei der Verhinderung von Rückzug und Isolation
	Evtl. Angebote zur Aktivierung sowie Motivation zur Übernahme neuer Aufgaben
	Angebote zum Erhalt gewohnter bzw. zum Erwerb neuer Lebensrollen (vgl. Kap. 11)

Altenarbeit kann in den bereits genannten Feldern der Begleitung, Beratung, Anleitung und Unterstützung folgendermaßen aussehen:

BEISPIEL

Begleitung kann z. B.

- in der Begleitung während eines Trauerprozesses bestehen.

Beratung und **Anleitung** können z. B.

- in Zusammenhang mit dem Erwerb von Hilfsmitteln oder
- beim Erlernen neuer Fertigkeiten (Verwendung von Hilfsmitteln) angezeigt sein (siehe Kap. 9.5 und 9.6).

Unterstützung kann z. B.

- beim Erhalt bzw. der Einnahme neuer Lebensrollen (Kap. 11) oder
- in Zusammenhang mit Aktivierung und Motivation (Kap. 9 und 10) erforderlich sein.

5.2 Erik Erikson: Ich-Integrität – und wie der Beitrag der Altenarbeit dazu praktisch aussehen könnte

Ein bedeutendes Modell zur psychosozialen Entwicklung stammt von Erik H. Erikson (Erikson 2013, Erstauflage 1973). Demnach bringt jede Lebensphase (Erikson definiert acht solcher Phasen) krisenhafte Situationen mit sich, deren Bewältigung zwar nicht auf einmal erfolgt, im Lauf der Zeit aber zu einer Weiterentwicklung führt. Diese Weiterentwicklung, so Erikson, ist notwendig – auch für die Bewältigung weiterer Krisen in bevorstehenden Lebensabschnitten.

Zunächst soll das Modell (siehe folgende Tabelle) kurz vorgestellt werden. Dann werden mögliche Beiträge der Arbeit mit Älteren für die Lebensphase des höheren bzw. „reifen" Erwachsenenalters (= Phase des Alters) vorgestellt.

Lebensalter/ -phase	Konflikt/Krise		
Säugling	Entwicklung von (Ur-)Vertrauen, positiver Lebenshaltung (z. B. sich sicher und geborgen fühlen)	Vertrauen gegen Misstrauen ⇔	Misstrauen, Ängstlichkeit (wenn z. B. Beziehungsstabilität fehlt)
Kleinkind	Ausprägung von Eigenständigkeit, Autonomie (z. B. das Gefühl, etwas schaffen zu können)	Autonomie gegen Selbstzweifel ⇔	Selbstzweifel, Scham (wenn z. B. dauerndes Scheitern erlebt wird)
ca. 3–6 Jahre	Initiative (z. B. Mut und Freude haben, etwas zu tun)	Initiative gegen Schuldgefühle ⇔	Schuldgefühle (wegen der Initiative, wenn z. B. sehr viel Einengung empfunden wird)
ca. 6 Jahre bis Pubertät	Kompetenz (z. B. etwas tun können, mitmachen können)	Kompetenz gegen das Gefühl von Minderwertigkeit ⇔	Gefühl der Minderwertigkeit (wenn Misserfolg erlebt wird)
Jugendalter	Entwicklung von Identität (z. B. ein Selbstbild entwickeln)	Identitätsentwicklung gegen Rollenunsicherheit, Diffusion ⇔	Diffusion (z. B. keine günstige Herausbildung einer eigenen Meinung und sozialer Rollen); wird die eigene Rolle in der Gesellschaft/ in Beziehungen nicht gefunden, kann das zu Unsicherheit mit unterschiedlichen Folgen führen
frühes Erwachsenenalter	Intimität (Entwicklung der Fähigkeit zu Nähe, zu Beziehung und Freundschaft)	Intimität gegen Isolierung ⇔	Isolierung bzw. Selbstbezogenheit (wenn keine Beziehungsfähigkeit entwickelt wird)

mittleres Erwachsenen-alter	Generativität (Engagement für zukünftige Generationen), z. B. etwas weitergeben, Kinder aufziehen, sich sozial engagieren, Fürsorge, in der der Mensch sich aber nicht „verliert")	Generativität („Weitergeben") gegen Stagnation („nur bei sich allein bleiben") ⇔	Stagnation (wenn es das Interesse, etwas weiterzugeben, nicht gibt, der Mensch sich nur für sich selbst interessiert; es kommt nicht zu Weiterentwicklung in Gegenseitigkeit)
höheres/reifes Erwachsenen-alter	Ich-Integrität (= „Ganzheit", „Unversehrtheit") – man kann auf das eigene Leben zurückblicken und es letztlich akzeptieren und annehmen	Integrität gegen Verzweiflung ⇔	Verzweiflung (wenn es nicht zur Auseinandersetzung mit dem eigenen Leben und dem Altern kommt, wenn das Gefühl zurückbleibt, es müsste sozusagen eine zweite Chance geben, es müsste alles anders und besser gemacht werden)

Die Tabelle ist eine Zusammenfassung des Modells nach Erikson; vgl. z. B. auch Marwedel, 2013

Ich-Integrität – was genau ist das?

Unter **Ich-Integrität** ist in Eriksons Modell die Fähigkeit zu verstehen, das bisherige eigene Leben anzunehmen, wie es war, und zwar mit seinen guten und weniger guten Phasen und vor allem mit dem, was man richtig, vielleicht aber auch falsch gemacht hat.

BEISPIEL

Jemand sagt:

- „Es ist nicht alles gut gelaufen, ich habe nicht alles ‚richtig' gemacht, aber die Umstände waren schwierig; oft war es nicht möglich, anders zu handeln."
- „Ja, in dieser Sache habe ich viele Fehler gemacht, aber ich kann es mir verzeihen und werde sehen, was sich vielleicht noch ausgleichen lässt."

- „Vieles wäre anders besser gewesen, aber vieles war auch sehr gut, und es bringt nichts, immer nur auf das zu sehen, was man bereut."
- „Ich habe geliebte Menschen verloren, der Verlust war schmerzlich und ist es immer noch, aber ich versinke nicht Verzweiflung, sondern erinnere mich an die schönen Zeiten und bewahre mir das."
- „Ich habe im Leben nicht alles erreicht, was ich gerne erreicht hätte, aber das, was ich habe und worauf ich zurückblicken kann, macht mich zufrieden."
- „Gerne wäre ich noch einmal jünger, aber alle Lebensphasen haben ihre Vor- und Nachteile, auch die jungen Jahre. Älter zu werden hat auch sein Gutes."

Was kann die Entwicklung der Ich-Integrität erschweren?

Erikson bezeichnet die Fähigkeit, mit der Endlichkeit des Lebens umzugehen und im Rückblick zu seinem Verlauf und dem eigenen Tun zu stehen, als **Weisheit**. Oft ist auch von der „Weisheit des Alters" oder der „Altersweisheit" zu hören, und vielfach verbindet man mit späteren Lebensphasen so etwas wie Gelassenheit.

So weit zum „optimalen" Verlauf des Alterns bzw. des Lebens im höheren Alter. Dem können nun belastende Lebensereignisse im Weg stehen, vor allem solche, an denen sich jemand zum Teil auch selbst die Schuld gibt (ob nun zu Recht oder nicht, spielt nicht unbedingt eine Rolle!).

BEISPIEL

Folgende Szenarien sind hier denkbar:

- Jemand leidet auch nach Jahren noch unter der Trennung/Scheidung von einem Lebenspartner (das kann auch dann der Fall sein, wenn die Beziehung/Ehe nicht immer als glücklich erlebt wurde);
- es gibt zwischen Eltern und Kindern – aus welchen Gründen auch immer – keinen Kontakt mehr;
- es gibt – gerade in der Generation jener Menschen, die den Weltkrieg, die Zwischen- und/oder die Nachkriegszeit erlebt hat – traumatische Erinnerungen an Verluste, Hunger oder Bedrohung;
- es kommt zu Gefühlen der Verbitterung angesichts der Empfindung, dass die junge Generation „alles hat", während die eigenen jungen Jahre mit Hunger und Entbehrung erfüllt waren;

- es war jemandem nicht möglich, auch nur einen seiner Lebensträume zu verwirklichen, es lagen vielleicht über Jahre und Jahrzehnte hinweg Lebenssituationen vor, die dem, was man unter geglücktem Leben verstand, nicht entsprachen, wie immer der Betreffende es auch dreht und wendet, z. B. durch Suchterkrankung, Obdachlosigkeit, Flucht, Vertreibung etc.;
- Lebenssituationen und -phasen, die von außen betrachtet „gut" erscheinen, werden als Scheitern erlebt und/oder der Betreffende wird von bewussten oder auch unbewussten Selbstvorwürfen gequält.

Hinsehen oder Dinge „in der Erinnerung zurechtrücken"?

Es gibt unterschiedliche Wege, mit derartigen Belastungen umzugehen. Über Ich-Integrität nach Erikson zu verfügen, würde bedeuten, „hinsehen" zu können, auch auf schwierige bis extrem schwierige Zeiten und Situationen. Wer heute jung ist, geht, wenn er Belastungen erlebt, ganz selbstverständlich zum Psychotherapeuten, in Beratungen, macht vielleicht Selbsterfahrungsseminare, holt sich eben häufig professionelle Hilfe, weil es heute eine Kultur der persönlichen Weiterentwicklung gibt. Das war in den 20er-, 30er- oder 40er-Jahren des 20. Jahrhunderts, als diejenigen geboren wurden, die heute alt sind, nicht der Fall, und es ist für viele Menschen aus diesen Generationen bis heute nicht so. Hilfe wird häufig nur dann geholt, wenn es zu körperlichen Beschwerden kommt.

Dazu kommt, dass es – bis zu einem gewissen Grad – ein völlig normaler Mechanismus der menschlichen Psyche ist, das, was belastet, eher beiseite zu schieben oder zu **verdrängen**, als sich damit auseinanderzusetzen (vgl. Kap. 7.4), und zwar nicht nur im Alter, sondern auch in früheren Lebensabschnitten. Es handelt sich dabei um einen Prozess, der eine **Funktion** hat, nämlich jene, sich stabil zu halten. Das hat, solange es nicht im Übermaß geschieht, **keinen Krankheitswert** – und: Es hat **mit Desorientiertheit nichts zu tun!**

BEISPIEL

Das könnte so aussehen, dass jemand (sich) sagt:

- „Unsere Kindheit war gut. Ein bisschen Strenge und viel Arbeit hat noch niemandem geschadet!" (obwohl die Kindheit tatsächlich vielleicht schwierig war und als schwierig erlebt wurde)
- „Zu meiner Tochter habe ich ein gutes Verhältnis. Wie sehen einander selten, weil sie viel arbeitet!" (obwohl es vielleicht kaum Kontakt gibt)

- „Wir haben immer alles gehabt. Gehungert haben die armen Leute, aber wir, wir waren nicht arm!" (obwohl es vielleicht Hunger und Entbehrung gegeben hat)
- „Mein Mann war ein braver Mann!" (obwohl die Ehe vielleicht schwierig war)

Kurz gesagt: Manchmal wird die Vergangenheit **glorifiziert**, also stark beschönigt, oder zumindest scheint es so. Nun wissen jene, die in der Altenarbeit tätig sind, nicht, wie es sich mit derartigen Aussagen wirklich verhält. Sehr häufig gilt allerdings: Die Dinge, die im Sinne eines „nachträglichen Zurechtrückens" beschönigt werden, sind nicht unbedingt jene, die von selbst immer wieder thematisiert werden. Eher ist also darauf zu achten, worüber **gerne** und **von selbst** erzählt wird.

Altenarbeit ist *keine* psychotherapeutische Arbeit, und es ist *nicht* das Ziel, herauszufinden, was „tatsächlich" geschehen ist – auch nicht im Rahmen von Biografiearbeit. Worum es geht, ist, dass Ältere sich subjektiv wohlfühlen, wenn es zur Rückschau auf das bisher gelebte Leben kommt.

Aussagen, die beschönigend klingen (siehe oben), sollen nicht infrage gestellt werden. Das gilt auch dann, wenn es Grund zur Vermutung gibt oder zu geben scheint, dass es sich tatsächlich um Glorifizierungen/Beschönigungen handelt. In diesem Fall soll aber auch nicht (übertrieben) bestätigt werden. Eher gilt es, zu versuchen, herauszufinden,

- welche Teile ihres Lebens ältere Menschen als angenehm erlebt haben (z. B. ein gerne ausgeübter Beruf, die Elternrolle ...);
- worüber sie gerne und von sich aus sprechen (z. B. über schöne Erlebnisse);
- was sie jetzt gerne tun (z. B. Umgang mit Tieren haben, Geselligkeit pflegen, Filme ansehen ...)

Dann gilt es zu versuchen, dies im Rahmen der Gestaltung von Aktivitäten (aber auch in „Alltagsgesprächen"!) zum Thema zu machen. So soll es den Betroffenen möglich werden, sich auf **tatsächlich angenehm erlebte Teile** der Lebensgeschichte bzw. der aktuellen Lebenssituation zu konzentrieren.

PRAXIS

Praktisch könnte das so aussehen,

- dass eine Geburtstagsfeier geplant wird, in der die positiven Ereignisse des Lebens Raum bekommen, sodass es zu einem Rückblick kommt, den das „Geburtstagskind" positiv erlebt;
- dass mit Fotos gearbeitet, z. B. ein Bild angefertigt wird, auf dem der Klient mit seiner Familie, den Kindern, dem Haustier etc. zu sehen ist;
- dass der Klient auch in Gruppen in einer ihm wichtigen und angenehmen Rolle vorgestellt/eingeführt wird (z. B.: „Herr Müller ist ein guter Koch/vierfacher Uropa" etc.);
- dass in der Kommunikation unangenehme oder traurig machende Ereignisse, die der Klient thematisiert, weder beschwichtigt noch „weggeredet" werden. Besonders gegen Ende eines solchen Gesprächs könnten aber „relativierende" (also: die Sache in ein Verhältnis setzende) Aussagen hilfreich sein, wie: „Ja, das war nicht einfach, aber es gab doch auch ..." (dann nennt man schöne, angenehme Erfahrungen).

6 Selektion – Optimierung – Kompensation: das Modell SOK

Was ist „gelingendes" Altern?

Darüber, *was* gelingendes oder erfolgreiches Altern ist, gibt es viele Vorstellungen. In der Regel laufen sie darauf hinaus, dass jemand sich wohlfühlt – auch weil es gelingt, altersbedingte Veränderungen hinauszuzögern, zu vermeiden oder aber zu kompensieren (vgl. Schmithüsen 2015, S. 281).

Anders gesagt:

- Es kann gelingen, dass die Lebensabschnittsphase des Alterns, das noch nicht von Einschränkungen begleitet ist, so lange wie möglich andauert, woran die Altenarbeit in Zusammenhang mit Prävention oder Optimierung von Voraussetzungen (siehe Kap. 2.3) beteiligt sein kann.
- Veränderungen, die das Altern mit sich bringt, können ausgeglichen (= kompensiert) werden, woran die Altenarbeit in Zusammenhang mit Intervention im Sinne von Therapie oder Rehabilitation (siehe Kap. 2.3) beteiligt sein kann.

Wie bzw. wodurch kommt es zum „gelingenden" Altern?

Das Modell **SOK** (Selektion, Optimierung und Kompensation) von Baltes und Baltes versucht zu erklären, warum es vielen Älteren gelingt, ihr Leben *trotz* gewisser Einschränkungen gut zu bewältigen und z. B. das, was sie gerne tun, auch weiterhin zu tun.

Zunächst geht man davon aus, dass der Prozess des Alterns über kurz oder lang zu Veränderungen führt, die mit dem Verlust bestimmter Möglichkeiten einhergehen (z. B. mit der Abnahme der Leistungsfähigkeit). Dies kann aber, so die weitere Annahme, durch drei unterschiedliche Mechanismen aufgefangen und abgefedert werden, nämlich durch **Selektion**, **Optimierung** und **Kompensation.**

Selektion bedeutet dabei, dass der älter werdende Mensch sich vorrangig auf das konzentriert, was ihm besonders wichtig ist.

Optimierung bedeutet, dass unterschiedliche Vorgänge stattfinden, die die Fähigkeit, etwas zu bewältigen, so weit wie möglich steigern (z. B. Üben, Wiederholen, sich besonders bemühen etc.).

Kompensation bedeutet, dass unterschiedlichste Strategien eingesetzt werden, um bestimmte Verluste auszugleichen (z. B. die Erstellung von Merkhilfen wie Einkaufszetteln oder Erinnerungsschildern sowie überhaupt der Einsatz von Hilfsmitteln aller Art).

Baltes und Baltes verdeutlichen das Prinzip am Beispiel des Pianisten Artur Rubinstein:

> **„Dem Pianisten Rubinstein wird nachgesagt, dass er die Schwächen des Alterns dadurch bezwingt, dass er weniger Stücke spielt (Selektion), diese häufiger übt (Optimierung) und vor schnelleren Passagen Verlangsamungen einführt, um so das Nachfolgende durch Kontrastierung schneller erscheinen zu lassen (Kompensation)“** *(Baltes/Baltes 1994, S. 29).*

BEISPIEL

- Jemand, der gerne kocht, bereitet vielleicht nicht mehr alle Mahlzeiten einer Woche selbst zu, sondern beschränkt sich dabei auf eine warme Mahlzeit pro Tag und das Sonntagsessen (Selektion);
- er kauft Teile der Zutaten schon vorbereitet (klein geschnitten) ein und benutzt mehr Hilfsmittel als früher (Kompensation);
- er bemüht sich besonders, vor dem Kochen fit zu sein und sich gut zu konzentrieren (Optimierung).
- Jemand, der gerne mit der Familie Ausflüge unternimmt, tut dies nicht mehr so häufig wie früher – wenn er es aber tut, dann gerne und mit Elan (Selektion);
- Hin- und Rückfahrt werden mit dem Auto oder dem Bus zurückgelegt (Kompensation);
- regelmäßiges Spazierengehen wird in den Alltag eingebaut, damit die Fitness so weit möglich erhalten bleibt (Optimierung).

Des Weiteren gilt:

- Die **Reihenfolge** von Optimierung und Kompensation muss nicht immer im Sinne von „erst das eine, dann das andere“ gegeben sein. Oft gibt es gar keine Reihenfolge und
- oft lässt sich auch gar nicht so genau unterscheiden, ob ein Verhalten nun der Optimierung oder der Kompensation dient (vgl. z. B. Marwedel 2013, S. 119).
- Grundsätzlich dient **Optimierung** jedoch meist dem möglichst weitgehenden **Erhalt** einer Fähigkeit oder Fertigkeit (z. B. üben, wiederholen, sich beschäftigen), während **Kompensation** für etwas, das im Moment nicht oder nur schwer möglich ist, einen **Ausgleich** schafft (z. B. eine Tätigkeit durch eine einfacher zu bewältigende Tätigkeit ersetzen).

- Das **SOK-Modell** lässt sich auch in der Gestaltung von **Einrichtungen zur Pflege und Betreuung** älterer Menschen finden und kann auch in Zusammenhang mit dem Lernen bzw. dem Erhalt von **Gedächtnisleistung** (Gedächtnistraining, Aktivierung) eingesetzt werden (siehe Kap. 10).

7 Mögliche Verhaltensmuster im Alter und die Aufgaben von Altenarbeit

Einige Theorien des Alterns beschäftigen sich mit Überlegungen dazu, wie sich auch das **Verhalten** älterer Menschen im Lauf der Zeit **ändern** könnte, und zwar so, dass es einen **Gewinn bringt**. Gemeinsam ist diesen Ideen, dass sie nicht davon ausgehen, dass es sich um *bewusstes* Verhalten handelt, sondern dass das Verhalten sich mehr oder weniger so anpasst, dass Zufriedenheit weitgehend gegeben ist. Im Folgenden sollen drei dieser Ansätze dargestellt und daraufhin geprüft werden, ob sie der Arbeit mit Älteren etwas zu sagen haben. In einem weiteren Punkt werden Psychodynamik und Abwehr besprochen. Die Ansätze sind:

- die **Theorie der sozioemotionalen Selektivität**;
- Entwicklungsregulation durch **Assimilation und Akkommodation**;
- das **Dependency Support Script**;
- **Psychodynamik** und **Abwehr**.

Diese Ansätze werden in den folgenden Kapiteln beschrieben.

7.1 Theorie der sozioemotionalen Selektivität

Die **Theorie der sozioemotionalen Selektivität** geht auf Laura Carstensen zurück und besagt, dass ältere Menschen dazu neigen können, lieber wenige Beziehungen aufrechtzuerhalten und zu pflegen, wobei diese Beziehungen dann allerdings solche sind, die als angenehm und emotional gewinnbringend erlebt werden.

Man vermutet, dass ältere Menschen dann nicht *deshalb* weniger unterschiedliche Beziehungen aufrechterhalten, weil sie im Alter quasi „ruhiger" werden (wie es in der Disengagement-Theorie gesehen wird) oder keine anderen Möglichkeiten haben, sondern dass die sozialen Beziehungen sorgfältiger ausgewählt werden (vgl. z. B. Erlemeier 2002, S. 180 f.). Ausgangspunkt dabei ist die Annahme, dass soziale Interaktionen (= das In-Beziehung-Treten miteinander) 1. grundsätzlich aktiv ausgewählt und eingegangen werden und dass sie sich 2. positiv auf das subjektive Wohlbefinden von Menschen auswirken. Es gibt demnach drei Motive für soziales Miteinander:

- die Regulation von Gefühlen;
- die Entwicklung/Förderung der Selbstwahrnehmung (Selbstkonzept);
- die Suche nach/den Gewinn an Informationen.

Die Schwerpunkte dieser Motive wechseln im Lauf des Lebens; so steht vielleicht im früheren Lebensalter eher der Informationsgewinn im Vordergrund, während in späteren Jahren eher der Gewinn positiver Emotionen durch soziale Beziehungen zentral ist.

Die Selektivität steht in dieser Idee für **eine sehr bewusste Auswahl jener Menschen, mit denen Beziehungen aufrechterhalten werden**. Dies wird, so der Gedanke, mit zunehmendem Alter erforderlich, um die vorhandenen **Ressourcen** an Energie auch sinnvoll und effizient nutzen zu können, damit Zufriedenheit und Wohlbefinden erhalten bleiben. Dementsprechend haben hochaltrige Menschen oft nur mehr wenige aufrechte Sozialkontakte, die sich z. B. auf nahe Angehörige, Freunde oder Nachbarn beschränken, allerdings können darin auch Pflege- und Betreuungspersonen eingeschlossen sein (Martin/Kliegel 2008, S. 74 f.).

Wesentlich an der Theorie der sozioemotionalen Selektivität ist die Annahme, dass dieser eingeschränkte Kreis an Beziehungs- bzw. Kontaktpersonen *nicht* dadurch zustande kommt, dass die Betroffenen keine andere Wahl haben oder sich lieber zurückziehen. Die Betreffenden würden – sozusagen im Sinne der Optimierung ihres Energiehaushalts – vielmehr jene Beziehungen aufgeben, die eher problembelastet sind, nicht zu viele Beziehungen parallel aufrechterhalten und sich auf jene konzentrieren, die ihnen auch den Gewinn eines positiven Miteinanders (und die dazugehörigen Gefühle) versprechen. Das scheint sie allerdings nicht unglücklich zu machen, und es kommt, so diese Theorie, nicht zu Gefühlen der Einsamkeit.

PRAXIS

- Auch hier gilt: Es gibt nicht *den* alten Menschen. Eine Tendenz, die in Studien häufig beobachtet werden konnte, sagt nichts über den Einzelnen aus (bzw. die Statistik sagt nichts über den Einzelfall aus)!
- Diese beschriebene Tendenz (zu der es kommen kann, nicht muss!) scheint nachvollziehbar, wenn man bedenkt, dass auch jüngere Menschen in Zeiten erhöhter Arbeitsanforderungen oder in Zeiten, in denen Familien oder Alleinerzieherinnen Kinderbetreuungspflichten haben, durchaus dazu neigen können, zum Zweck der eigenen Ressourcenschonung auf belastende oder sehr einseitige Beziehungen zu verzichten. Wesentlich ist, dass der Klient, der vielleicht nur wenige Sozialkontakte hat, daraufhin beobachtet wird, ob er etwas zu vermissen scheint. Aussagen wie „Das macht mir nichts aus" können allerdings auch mit der Akkommodation (siehe Kap. 7.2) in Zusammenhang stehen.
- Man sollte darauf achten, dass, sofern sie es wünschen, ältere Menschen in Einrichtungen zur Pflege und Betreuung die Möglichkeit zu sozialen Kontakten haben.

- Auch im Rahmen mobiler Pflege und Betreuung kann auf Besuchsdienste, Sozialstützpunkte, vielleicht Selbsthilfegruppen, jedenfalls auf Möglichkeiten zur Aufnahme sozialer Beziehungen hingewiesen werden.
- Arbeitet man mit Menschen zusammen, die in Einrichtungen zur Pflege und Betreuung wohnen, kann man sie einander auch vorstellen – dies erleichtert oft die Kontaktaufnahme.
- Allerdings ist, wenn diese Angebote gemacht werden, auf jede Form der Zwangsbeglückung durch Überreden zu verzichten (etwa in der Art: „Kommen Sie, die anderen im Speisesaal warten schon auf Sie!" – vielleicht möchte die Betreffende ganz einfach lieber alleine sein oder alleine essen).
- Wer in der Betreuung und Pflege Älterer arbeitet, muss sich dessen bewusst sein, dass er oder sie unter Umständen tatsächlich zum (kleinen) Kreis der Bezugspersonen des Klienten gehört. Freilich handelt es sich dabei um eine professionelle, von Berufs wegen eingegangene Beziehung, aber das schließt Herzlichkeit, Nachfragen zu aktuellen Lebensereignissen des Betagten, eben Interaktionen abseits der Pflege- und Betreuungshandlungen nicht aus. Im Gegenteil: Auch das Plaudern und Lachen mit sowie die Begleitung der Klientinnen und Klienten sind Teil der professionellen Interaktion mit älteren Menschen.

7.2 Entwicklungsregulation durch Assimilation und Akkommodation

Dieses Modell geht auf Jochen Brandstädter zurück und beschäftigt sich damit, wie älter werdende Menschen mit den Einschränkungen, die im Alter gegeben sein können, umgehen. Grob gesagt stellt es zwei Strategien vor: **Assimilation** und **Akkommodation**.

Zunächst kommt es nach Brandstädter im Zuge altersbedingter Veränderungen mitunter zu einem Missverhältnis zwischen dem, was jemand gerne tun würde, und dem, was er tun kann. Daher versuchen die Betroffenen als erste Strategie (= **Assimilation**), **sich den Weg zum Ziel zu erleichtern**. Das kann durch die **Anpassung der Wohnumgebung**, durch die Änderung des eigenen Verhaltens oder den **Einsatz von Hilfsmitteln** geschehen. Voraussetzung dafür ist, dass die Betroffenen annehmen, dass ihr Handeln erfolgreich ist, d. h. dass die angestrebten Ziele auf diese Weise auch erreicht werden können.

Genügt die Änderung des Weges zum Ziel nicht mehr, kann das Ziel also auch mit Anpassungen in der Umgebung oder mit dem Einsatz von Hilfsmitteln nicht mehr erreicht werden, geht auch die Überzeugung, dass diese Versuche sinnvoll sind, verloren – was ein schmerzhafter Prozess sein kann. Dann wird nicht mehr der Weg zum Ziel, sondern das **Selbst mitsamt seinen Ansprüchen und Zielen verändert (= Akkommodation)**, und zwar so, dass frühere Ziele abgewertet werden in dem Sinne, dass etwas, was jemand nicht mehr tun kann, als unwichtig angesehen wird, und dass dementsprechend auch Wichtigkeiten bzw. Prioritäten anders geordnet werden.

Es ließ sich beobachten, dass Menschen *entweder* den Modus der Assimilation (die Ziele werden auf unterschiedlichen Wegen und mit unterschiedlichen Hilfen verfolgt) *oder* den Modus der Akkommodation (die Ziele werden dem, was möglich ist, quasi angepasst) wählen, wobei die Akkommodation häufiger stattzufinden scheint (Martin/Kliegel 2008, S. 77 f.).

PRAXIS

Es ist wichtig, zu wissen, dass es sich – gerade bei der Akkommodation – *nicht* um einen bewusst eingesetzten Vorgang handelt. Eher ist dies als Bewältigungsstrategie zum Umgang mit dem Verlust von Möglichkeiten zu verstehen. Wer Gesprächen in Lokalen oder auf Geburtstagsfeiern nicht mehr folgen kann, weil er vielleicht zunehmend schlecht hört (und dies besonders in lauter Umgebung), sagt sich eben, dass er auf den „Krawall" bei einer Geburtstagsfeier keine Lust hat oder sich nicht in ein verrauchtes Lokal setzen möchte.

7.3 Dependency Support Script

Dieses von Margret Baltes entworfene Modell bewegt sich entlang des Spannungsfeldes von Abhängigkeit (**dependency**) und Unterstützung (**support**) und geht davon aus, dass das Miteinander zwischen älteren Menschen und jenen, die sie umgeben, nach einem bestimmten Muster (**script**) bzw. „Drehbuch" verläuft.

Die Grundaussage dabei ist, dass ältere Menschen, die sich hilflos oder abhängig zeigen, zunächst die Erfahrung machen, dass sie dadurch mehr Zuwendung aus der Umgebung bekommen, während ein Verhalten, das sie unabhängig und nicht hilfsbedürftig erscheinen lässt, oft wenig beachtet wird bzw. zur Folge hat, dass sie selbst weniger Beachtung erfahren.

Unter Umständen ist ein sehr autonomes Verhalten auch gar nicht erwünscht: Man denke an die Situation eher „verwahrender", „behütender" oder „überprotektiver" (= übermäßig stark beschützender Pflege), wie sie in Einrichtungen zur Pflege älterer Menschen noch vor wenigen Jahren üblich war, oder auch an sehr ängstliche Kinder oder Enkel, die um die Eltern oder Großeltern besorgt sind.

Das Zusammenspiel von Abhängigkeit, die zu Zuwendung führt, einerseits, und unabhängigem Verhalten, das mit weniger Zuwendung verbunden ist, andererseits, kann nun das „Drehbuch“ in Gang setzen, das etwa lautet: **„Wer sich hilflos zeigt, bekommt eher Zuwendung“**. Als Folge dessen können Ältere sich hilfloser geben, als sie sind (vgl. Marwedel 2013, S. 165).

Wichtig ist, dass die in Pflege und Betreuung Tätigen wissen, dass es sich dabei in der Regel **nicht** um **absichtliches** oder **geplantes** Verhalten handelt, sondern: Zuwendung ist ein Grundbedürfnis von Menschen. Dieses Grundbedürfnis kann sich verstärken, wenn Unsicherheit empfunden wird („Werde ich alleine zurechtkommen?“, „Werde ich heute noch jemanden zum Plaudern finden?“), und das entsprechende Verhalten wird – unbewusst – erlernt und meist ebenso unbewusst eingesetzt.

7.4 Psychodynamik und Abwehr

Die Psychologie beschäftigt sich mit dem menschlichen Erleben und Verhalten, die Tiefenpsychologie – als Teilgebiet der Psychologie – hat wesentlich das im Blick, was jene Anteile des Seelenlebens, die **nicht bewusst** sind, zum Erleben und Verhalten eines Menschen beitragen.

Häufig wird die Vorstellung des Seelenlebens, wie sie auf Sigmund Freud (1856–1939) zurückgeht, mit einem Eisberg verglichen. Die Spitze, die an der Oberfläche sichtbar ist, stellt nur den kleinen, sichtbaren, d. h. bewussten Anteil dessen dar, was in diesem Bild als wesentlich größerer Teil unter dem Meeresspiegel verborgen ist: Dieser Teil steht für das sogenannte Unbewusste (vgl. z. B. Fürstler/Hausmann 2000).

Gemeint ist damit, dass man zunächst denken könnte, das Empfinden und Handeln von Menschen sei im Wesentlichen durch das beeinflusst, was sie bewusst von sich denken, wie sie sich bewusst sehen und was sie sich bewusst vorstellen und wünschen. Tatsächlich tragen zu dem, wie jemand sich verhält und was er fühlt, vor allem jene Anteile bei, die nicht oder nur teilweise bewusst sind. Dies können z. B. unbewusste Gefühle, Wünsche oder Vorstellungen sein.

Manchmal geraten unterschiedliche Wünsche, Vorstellungen und Empfindungen miteinander in Konflikt – z. B. eben die Empfindung, älter zu werden, einerseits, und der Wunsch nach einem Leben ohne die Einschränkungen des Alterns bzw. der Wunsch nach Jugendlichkeit andererseits. Die Psyche kann hier nun sozusagen Abhilfe schaffen, indem sie den Konflikt durch unterschiedliche Mechanismen unbewusst macht und auf diese Weise dazu beiträgt, dass er nicht so stark empfunden wird (vgl. z. B. Fürstler/Hausmann 2000). Weder aber sind diese Konflikte selten noch die im Folgenden genannten Abwehrmechanismen, die grundsätzlich die Funktion haben, den Betreffenden zu schützen und zu stabilisieren.

Einige dieser Abwehrmechanismen sind:

1. die **Verdrängung**
2. die **Verleugnung**
3. die **Rationalisierung**
4. die **Regression**
5. die **Projektion** (vgl. Hausmann 2000, S. 105 ff.)

Sie werden im Folgenden anhand praktischer Beispiele erklärt.

Ad 1: Die Verdrängung

BEISPIEL

Frau L.s Kinder sind sehr besorgt, weil die 85-Jährige vor einem halben Jahr in ihrer Gegenwart in der Wohnung gestürzt ist. Sie versuchen seitdem, ihr die Idee einer Haushaltshilfe schmackhaft zu machen, und haben ihr schon verschiedene Angebote unterbreitet. So sollte z. B. die Studentin, die Frau L.s Tochter stundenweise beim Putzen hilft, auch Frau L. unterstützen.

Frau L. sieht die Notwendigkeit einer Unterstützung nicht ein. Sobald Frau L.s Kinder die Mutter auf den Sturz ansprechen, behauptet Frau L., so ein Sturz habe nie stattgefunden. Das sei eine „Einbildung“, und Tochter und der Sohn wären „zwar furchtbar lieb, aber leider hysterisch“.

Es ist möglich, dass Frau L. sich an den Sturz tatsächlich nicht mehr erinnert, ihn also verdrängt hat. Das wäre besonders dann gut möglich, wenn Frau L. dieses Stürzen mit dem Altern in Verbindung gebracht hat und nicht wahrhaben will, dass dies sich nun tatsächlich bemerkbar macht. Die Verdrängung ist kein Prozess, der absichtsvoll geschieht, sondern verläuft unbewusst.

Im konkreten Fall könnte man versuchen, Frau L. von der Notwendigkeit einer Haushaltshilfe zu überzeugen, aber *ohne* sich in der Argumentation auf den Sturz zu beziehen. Zum Beispiel könnte man Frau L. erklären, sie habe sich – nach so vielen Jahren der Arbeit – nun wirklich eine kleine Unterstützung verdient. Helfen könnte auch der Hinweis auf Frauen ihres Alters, die es genauso gemacht haben: „Nicht weil Sie es nicht mehr allein könnten, sondern weil sie ihre Zeit nun anders nutzen möchten".

Ad 2: Die Verleugnung

BEISPIEL

Herr F. ist das, was man gerne als „rüstigen Senioren" bezeichnet. In aller Regel merkt er nicht viel von seinem Altern. Seinen 80. Geburtstag hat er auf Reisen verbracht. Manchmal treten allerdings Situationen ein, die ihn ärgern. Typischerweise ist das beim Autofahren der Fall: Er schimpft und flucht dann gerne. So empfindet er Ampeln häufig als „blöd eingestellt", wenn er bei Grün nicht schnell genug weggefahren ist und das Auto hinter ihm ihn anhupt. Es ist dann auch möglich, dass er den Autofahrer hinter ihm als „ungeduldigen Trottel" empfindet.

Während Verdrängen eher bedeutet, einen unliebsamen Sachverhalt auf die Seite zu schieben bzw. zu vergessen, bedeutet Verleugnung, konsequent so zu tun, als hätte ein Umstand, eine Situation, ein Leiden etc. eine andere Bedeutung oder sei nicht vorhanden.

Es ist denkbar, dass Herr F. die kleinen Anzeichen des Älterwerdens, die sich – so rüstig er auch ist – mit der Zeit einstellen, verleugnet. Typischerweise kommt es bei seinen Reaktionen zu einer Verlängerung der Adaptionszeit (vgl. Kap. 9.2.1), also jener Zeit, die benötigt wird, um sich auf eine Situation und das, was darin geschieht, einzustellen. Auch Reaktionen, die mit der Psychomotorik zusammenhängen, können zumindest teilweise ein wenig mehr Zeit benötigen (was aber in der Regel durch Routinen kompensiert werden kann; vgl. Kap. 6).

Braucht Herr F. nun einfach ein wenig mehr Zeit, um an einer Kreuzung anzufahren, nachdem er mit dem Auto dort gestanden und auf die Grünphase gewartet hat, so gesteht er sich das nicht ein. Die Schuld gibt er dann der „schlecht" („zu schnell") eingestellten Ampel oder dem „ungeduldigen" Autofahrer, der ihm mit Hupen anzeigt, er solle weiterfahren.

Ad 3: Die Rationalisierung

BEISPIEL

Frau H., 89 Jahre alt und weitgehend unabhängig, bemerkt, dass sie für manche Tätigkeiten länger braucht als früher, so z. B. für die Erledigung des Haushalts. Ab und zu macht sich der Umstand bemerkbar, dass Dinge, die im Kurzzeitgedächtnis gespeichert sind, ihr nicht sofort einfallen. Außerdem ist sie bereits einmal gestürzt. Als die Enkelin zu ihr sagt: „Naja, Oma, siebzehn bist du halt schon vorbei", schüttelt Frau H. den Kopf. Die zeitweilige Vergesslichkeit schiebt sie auf einen „Vitaminmangel", den Sturz auf die frisch geteerte Straße, und dass die Erledigung des Haushalts länger dauere, das habe mit einer „übertauchten Grippe" zu tun und damit, dass der neue Staubsauger zwar teuer gewesen sei, aber nichts tauge.

Rationalisierung bedeutet, für einen bestimmten Sachverhalt oder ein bestimmtes Phänomen (in diesem Beispiel für das Altern) Gründe zu suchen, die zwar grundsätzlich *auch* die Ursache sein könnten, es aber nicht sind. Auf diese Weise werden *andere* Ursachen gesucht (und auch gefunden). Rationalisieren heißt, etwas mit „vernünftigen" Gründen zu erklären, was aber tatsächlich auf andere Art erklärt werden muss.

Ad 4: Die Regression

BEISPIEL

Frau K., 88 Jahre alt und nach einem Oberschenkelhalsbruch auf Hilfe angewiesen, fordert verstärkt Unterstützung bei Aktivitäten, die sie, so die Meinung des Pflege- und Betreuungsteams, auch selbst durchführen könnte. Teilweise wirkt sie weinerlich und scheint keinen Wert auf die Mobilisierung zu legen.

Regression bedeutet ein „Zurückfallen" auf bereits absolvierte Entwicklungsstufen, was auch zur Folge haben kann, dass Klienten (oft auch kindliche) Verhaltensweisen zeigen, die zu einer früheren Entwicklungsstufe gehören. Häufig tritt dieser Abwehrmechanismus in Zusammenhang mit belastenden Situationen in Erscheinung. Leichte Formen der Regression können dazu führen, dass die Betreffende die Verantwortung für alles, was geschieht, in die Hände der Betreuenden legen möchte und sich gerne umsorgt fühlt. (Bis zu einem gewissen Grad ist das auch verständlich und ungefährlich!) Schwere Formen allerdings können sich darin äußern, dass die Klienten bis hin zur erlernten Hilflosigkeit (siehe Kap. 4.4) regredieren. Am liebsten würden sie dann alle Tätigkeiten an andere auslagern, sich im Extremfall sogar beim Essen oder bei der Pflege unterstützen lassen oder inkontinent werden. Das geschieht, ohne dass es den Betroffenen bewusst wird. Die Botschaft dabei ist, dass es um Zuwendung und Fürsorge geht. Steht dieser Mechanismus in Zusammenhang mit Erkrankungen, kann er vorübergehend auftreten, allerdings ist bei Älteren die Gefahr gegeben, dass dieser Zustand chronisch wird. Es soll darum zwar fürsorglich agiert, allerdings darauf verzichtet werden, den Betroffenen alle Tätigkeiten abzunehmen. Da es eigentlich um Zuwendung geht, bewährt es sich häufig, wenn Pflege- und Betreuungspersonen mit den Klienten zwar plaudern, dabei aber darauf achten, dass sie gewisse Aktivitäten (z. B. die Körperpflege) wenigstens teilweise selbst übernehmen.

Ad 5: Die Projektion

BEISPIEL

Sobald Herr L., 85 Jahre alt, seine Brille, seine Hausschuhe oder das Blutzuckermessgerät nicht findet, beschimpft er die Pflege- und Betreuungspersonen, „blinde Hendln" zu sein, die „schlampig sind und alles verlegen". Konfrontiert man Herrn L. damit, dass er selbst es ist, der bestimmte Gegenstände nicht findet, reagiert er noch wütender.

Der Mechanismus „Projektion" bedeutet, dass jemand eine ihm unerträgliche Vorstellung (hier: die Vorstellung, bestimmte Fähigkeiten zu verlieren) dadurch entschärft, dass er sie nicht bei sich selbst, sondern bei anderen wahrnimmt. Um die Angst und die Unsicherheit, die mit Herrn L.s Vergesslichkeit einhergehen, nicht direkt erleben zu müssen, wird das störende Phänomen im anderen (im Gegenüber, hier: in den Pflegenden und Betreuenden) gesehen; es wird ihnen sozusagen „in die Schuhe geschoben". Auch das geschieht unbewusst. Da ältere Menschen unerträgliche Vorstellungen und Gefühle deshalb nach außen projizieren, weil sie damit im Moment nicht umgehen können, hat es auch wenig Sinn, sie (wie im Beispiel) damit zu konfrontieren. Besser wäre es, dem Vorfall mit Geduld und Freundlichkeit zu begegnen und Herrn L. das, was er gerade sucht, einfach in die Hand zu geben – nach dem Motto: „Da ist es ja, alles halb so schlimm", was entlastend und entängstigend wirken kann.

8 Die Bedeutung von Alltagsritualen und Alltagskultur in der Arbeit mit Älteren

8.1 Rituale in der Altenarbeit

Was sind Rituale?

Der Begriff leitet sich vom lateinischen *ritualis* ab, was „den religiösen Brauch betreffend" meint. Ein **Ritus** ist eine vorgegebene, festgesetzte Handlung mit religiöser bzw. feierlicher Bedeutung.

Rituale sind **Handlungen, die in immer derselben Weise** durchgeführt werden; es handelt sich also um Gewohnheiten im Verhalten, die manchmal auch symbolischen (also sinnbildlichen) Charakter haben. Sie sind für Menschen ganz grundsätzlich – und darum auch in der Pflege und Betreuung Älterer – von Bedeutung (vgl. z. B. Köther 2011).

Häufig wurden/werden Rituale zunächst mit religiösen oder anderweitig feierlichen Akten in Verbindung gebracht. Außerdem werden unter Ritualen **festgelegte, verbindliche Bräuche** (das sind wiederkehrende, soziale Handlungen mit einem klaren Ablauf) verstanden.

Rituale haben somit einerseits mit **Religion**, andererseits mit **sozialem Leben** und **Kultur** (womit im weitesten Sinn das gemeint ist, was Menschen hervorbringen) zu tun. Neben religiösen Ritualen (z. B. einem Taufritual) und Gebräuchen gibt es auch Rituale rund um die Jahreszeiten (z. B. die Feier der Sommersonnenwende, das Maibaumkraxeln) oder Rituale im täglichen sozialen (z. B. bestimmte Begrüßungsrituale) oder kulturellen Leben (z. B. Hochzeitsrituale).

Der Ethnologe Arnold van Genepp sieht das Ritual als etwas an, das den Übergang von einem in einen anderen Zustand bzw. von einer sozialen Welt in eine andere begleitet. Er bezeichnet dies als Übergangsriten und unterscheidet darin den Schritt der Trennung (Phase der Ablösung), der Umwandlung (Zwischenphase) und der Angliederung (Integration) (van Genepp 2005, S. 21).

Neben klar festgelegten, ritualisierten Verhaltensnormen, die den Menschen innerhalb einer Gruppe (z. B. einer Kultur) bekannt sind, gibt es auch persönliche Rituale. Rituale haben also entweder **kollektive** oder **individuelle Bedeutung**:

- es ist möglich, dass mehrere Menschen innerhalb einer Gruppe (Familie, Kultur, Religion) mit einem Ritual etwas Ähnliches verbinden;
- es ist möglich, dass jemand mit einem ganz persönlichen Ritual etwas verbindet, das nur für ihn gilt und Bedeutung hat, dass für ihn Dinge

bedeutsam sind, die ihn „ausmachen“ – man könnte auch von der ganz persönlichen Kultur eines Menschen sprechen.

Welche Funktionen können Rituale in der Arbeit mit Älteren haben?

Rituale haben hier **unterschiedliche Funktionen**, z. B.:

a) sie können jemandem **Reize** zuführen, die ihm **angenehm** sind, sie können ihn (feierlich) berühren, ihn entspannen, das Wohlgefühl fördern und zugleich auch Vorfreude wecken;
b) sie können **Sicherheit, Zugehörigkeit** und **Vertrautheit** vermitteln;
c) sie können bestimmte **Lebenssituationen erleichtern** (z. B. Trauerrituale oder wenn jemand sich an ein Ritual klammert);
d) sie können **Orientierung** bieten;
e) sie können das **Einsteigen**, den **Übergang** und das **Aussteigen** erleichtern.

Ad a): Entspannung, angenehme Reize, sich wohlfühlen, „Feierlichkeit“, Wecken von Vorfreude

Gerade in Betreuungs- und Pflegekontexten fehlen oft feierliche Momente, in denen der Alltag quasi außen vor bleibt und „nur“ Symbole, Gesten, Bedeutungen – eben Rituale zählen. Kirchenbesuche scheinen nicht zuletzt auch deshalb so beliebt, weil sie den innerpsychischen Anteil, der mit Gefühlen zu tun hat (**Thymopsyche, Tertiärgedächtnis** im Verständnis von Erwin Böhm) anfluten können. Dasselbe gilt für Momente wie den des Anzündens der Kerzen des Christbaumes oder die feierliche Vorbereitung auf eine Veranstaltung oder einen Besuch. Hier auf Rituale aus der Biografie des Klienten zurückzugreifen oder aber neue Rituale zu entwickeln (das muss dann dokumentiert werden), kann dazu beitragen, solche Momente zu ermöglichen. Allerdings muss man darauf achten, dass es gerade hier auch ein „Zuviel“ geben kann. So können gerade Weihnachtskerzen zu Tränen rühren und eine unangenehme Form der emotionalen Beteiligung erzeugen; gute Beobachtung und Informationssammlung im Vorfeld sind hier also wichtig.

Ad b): Sicherheit, Zugehörigkeit und Vertrautheit

Andere Rituale können an früher, an den Lauf der Jahreszeiten oder die Arbeitswoche erinnern; sie haben wenig mit Feierlichkeit zu tun, sondern sind vor allem deswegen interessant, weil sie immer wiederkehren und damit Sicherheit einerseits, Zugehörigkeit andererseits bieten. Es kann sich dabei um Rituale in Zusammenhang mit der Arbeit (auch im Rahmen der Animation) handeln, um Rituale, die die Wochentage markieren, oder um Rituale, die den Lauf der Jahreszeiten ankündigen, wobei die Wiederkehr für Sicherheit und Vertrautheit steht.

Zugehörigkeit kann zu jeder Art der Kultur vermittelt werden; einerseits kann sich Zugehörigkeit auf eine größere Kultur (die einer Nationalität, eines Landes oder eines Ortes), andererseits auf eine sehr individuelle, persönliche Kultur beziehen – wenn jemand z. B. ein Gourmet ist.

BEISPIEL

Der Montagskuchen

In einer Seniorenwohneinrichtung hat es sich bewährt, dass zwei Klientinnen gemeinsam mit einer Sozialfachbetreuerin jeden Montag einen Kuchen backen. Zuerst wird (bereits das ist ein Ritual) gemeinsam ein Rezept aus den Kochbüchern der Klientinnen ausgesucht. Danach werden – vom Zivildiener, dem genau erklärt wird, worauf er beim Einkauf achten muss – die Zutaten besorgt, und jeden Montagnachmittag wird der Kuchen verteilt und verkostet. Diese Rituale geben den Klientinnen das Gefühl der Zugehörigkeit (sie waren beide schon im mittleren Lebensalter begeisterte Bäckerinnen und sind es immer noch), das gemeinsame Backen strukturiert die Woche und ist ein Fixpunkt, auf den sie sich freuen können.

Ad c): Erleichtern bestimmter Lebenssituationen

Schon die „klassischen“ Trauerrituale (das Tragen schwarzer Kleidung; in anderen Kulturen werden beispielsweise die Gesichtshaare nicht in Form gebracht/gezupft) haben zumindest teilweise die Funktion, die Umwelt darüber zu informieren, dass ein Mensch in Trauer, d. h. nicht belastbar, schonungsbedürftig ist. Rituale auf Beerdigungen können die Funktion haben, die Trauernden sozusagen durch die Situation zu tragen; man klammert sich an das, was zu tun ist.

BEISPIEL

In einer Senioreneinrichtung hat es sich – während früher der Tod von Mitbewohnern eher verschwiegen wurde – bewährt, dass im Rahmen der Animation jene Klienten, die dies wollen, ein Erinnerungsbild für den Verstorbenen gestalten; z. B. wird dabei ein Foto aufgeklebt und darunter werden lustige und schöne Erlebnisse aufgeschrieben, die es mit dem Verstorbenen gab.

BEISPIEL

Die erste Zeit in der Seniorenwohngruppe erleichtern durch Telefonate

Frau Müller ist in eine Seniorenwohngruppe eingezogen, und im Großen und Ganzen gefällt es ihr gut. Allerdings vermisst sie ihre Tochter, in deren unmittelbarer Umgebung sie davor gewohnt hat. Das Telefonritual, das zwischen Frau Müller, der

Sozialfachbetreuerin und Frau Müllers Tochter vereinbart wurde, ist einfach und wirkungsvoll: Jeden Sonntagabend, nachdem Frau Müller sich ins Bett gelegt hat, bringt ihr jemand das Stationshandy und sie ruft ihre Tochter an.

Ad d): Orientierung fördern

Man mag hier nun an jahreszeitliche Dekorationen denken (z. B. an das Ritual des Christbaumschmückens), die tatsächlich gut dazu beitragen können, die Orientierung grundsätzlich zu fördern: Sie können die Zeit- und Tagesstrukturierung erleichtern.

Nicht zu vergessen sind aber auch **sprachliche** Rituale, die ganz besonders einprägsam sein können, was z. B. bei demenziell erkrankten Klienten von Bedeutung ist: Etwas, das in immer derselben Weise in immer demselben Tonfall sprachlich präsentiert wird, kann sich besonders gut einprägen. Zum Beispiel kann sich das auf „das grüne Häferl rechts“ beziehen oder auf „den langen Gang vor Ihrem Zimmer“ und das „Bild vom Schnurrli (Haustier) auf Ihrer Tür“. Die Betroffenen können sich diese sprachlichen Rituale einprägen und werden den Satz oder die Wortgruppe vielleicht sogar vervollständigen, nachdem die Betreuungsperson damit begonnen hat. Wichtig ist dann, dass der Satz bzw. die Wortgruppe zu immer denselben Anlässen in immer derselben Weise zum Einsatz gebracht wird.

Ebenso könnte ein bestimmtes Lied eine Mahlzeit einleiten (und Vorfreude auf das Essen wecken); bei Menschen, denen religiöse Rituale wichtig sind, könnte das auch ein Tischgebet sein. Einerseits schlafanstoßend, andererseits orientierend kann auch ein Einschlafritual wirken, wie beispielsweise das Zubereiten und Trinken einer Tasse Milch mit Honig.

Ad e): Einsteigen, Übergang und Aussteigen erleichtern

Alle Formen von Aktivierungs-, Trainings- oder Gruppenangeboten brauchen eine klare Struktur. Besonders anzukündigen ist der Einstieg, der Wechsel der Aktivität innerhalb des Angebots und das Ende. Das einfach zu sagen, wäre aber nicht genug, denn diese Marker haben auch *Funktionen*. Einerseits sollen die Teilnehmer sich sammeln können (Einstieg), andererseits ist es gut, wenn die aufgebaute, leichte Spannung sich wieder lockern oder wenn sie ausagiert werden kann (Ausstieg). Der Wechsel der Aktivität innerhalb des Angebots soll ebenso angekündigt sein, weil dies die Konzentration erleichtert.

BEISPIEL

Einstiege, Übergänge und Ausstiege erleichtern durch ein Ritual

Jeweils bevor das Gedächtnistraining beginnt, erzählt die Leiterin der Aktivität eine bestimmte kleine Geschichte, in der z. B. am Ende nach dem jeweiligen Wochentag und Datum gefragt wird; jemand aus der Gruppe beantwortet diese Frage. Auf diese Weise „sammeln" sich alle und werden auf das Gedächtnistraining eingestimmt.

Zwischen zwei unterschiedlichen Aktivitäten innerhalb des Gedächtnistrainings wird eine kleine Übung gemacht (z. B. ein Ratespiel), die immer einen Wechsel der Aktivität markiert.

Jeweils am Ende des Gedächtnistrainings wird ein bestimmtes Lied gesungen (oder schüttelt man einander die Hände etc.), was wiederum den Ausstieg aus der Situation lockert und das Ende des Gedächtnistrainings signalisiert.

Grundsätzliches zu Ritualen in der Arbeit mit älteren Menschen – was ist zu beachten?

Wie immer und überall in der Altenarbeit gilt auch hier: Es gibt nicht „den" Klienten. Gerade der bewusste Einsatz von Ritualen muss den individuellen Ressourcen angepasst sein. Wie bereits gezeigt wurde, können Rituale z. B. stark orientierende Wirkung haben. Was aber einem Klienten, der in der Orientiertheit stark eingeschränkt ist, einen wertvollen Orientierungsreiz bietet, würde einen anderen infantilisieren, „verkindlichen". Ein demenziell erkrankter Klient braucht z. B. auch starke sprachliche Rituale (immer dieselben sich wiederholenden Worte und mimisch-gestischen Zeichen), während ein anderer mit einem Ritual lediglich sein Teetrinken zum abendlichen Fernsehen verbindet.

Grundsätzlich bieten Rituale in der Arbeit mit Älteren aber besondere Möglichkeiten und können eine wertvolle Ressource sein. Schon im Rahmen der Körperpflege (egal, wie viel Hilfestellung durch andere dafür erforderlich ist) ist wichtig, dass persönliche Rituale erkannt werden, damit die Betroffenen sie, wenn gewünscht, durchführen können.

Allgemein ist beim Einsatz von Ritualen Folgendes zu beachten:

- Sollen sie vorwiegend orientieren, ist es besonders wichtig, dass sie in immer derselben Weise und in immer derselben Situation zum Einsatz kommen;
- es ist wichtig, dass Rituale für den Klienten entweder „allgemeine" (kollektive) kulturelle Bedeutung haben oder aber für ihn selbst bedeutsam sind;

- die Art, in der ein Ritual (neu) eingeführt oder (aus der persönlichen Biografie) aufgegriffen wird, muss den Ressourcen, Interessen und Vorlieben des Klienten entsprechen, keinesfalls darf er sich „verkindlicht" fühlen;
- ein Ritual kann auch unangenehme Gefühle (z. B. zu viel Feierlichkeit) hervorrufen, darum ist gute Beobachtung oder – noch besser, falls möglich – vorheriges Fragen wichtig – z. B., ob Weihnachtslieder gesungen oder Fotoalben angesehen werden sollen oder lieber nicht.

8.2 Kultursensible Altenarbeit

Was „Kultur" bedeuten kann

Der Begriff „Kultur" leitet sich vom lateinischen Wort *cultura* ab, das wiederum auf *colere* zurückgeht, was etwa „pflegen", „bebauen", „bearbeiten" oder „ausbilden" bedeutet. Kultur bezeichnet – im weitesten Sinn – das, was von Menschen hervorgebracht wurde (im Gegensatz zur Natur, die quasi „von selbst" entstanden ist). Kulturelle Leistungen gibt es auf unterschiedlichen Gebieten. Kulturell gestalten kann man einerseits etwas „Materielles", z. B. Bilder auf dem Gebiet der Kunst, andererseits etwas „Geistiges" – so sind etwa moralische Vorstellungen oder (Lebens-)Philosophien Bestandteile von Kultur.

Der niederländische Kulturforscher Geert Hofstede (geb. 1928) hat eine weithin anerkannte Definition dessen, was Kultur sein könnte, entworfen:

> Hofstede versteht unter Kultur eine „kollektive mentale Programmierung" des Geistes bzw. des Denkens, welches Gruppen von Menschen voneinander unterscheidet. Dies kann mit Ländern, Orten, Ethnien, Religionen, beruflicher Tätigkeit, Organisationen oder Geschlechtern etc. zu tun haben; einfach formuliert stünde Kultur hier für die ungeschriebenen Gesetze des sozialen Miteinander.[6]

Gemeint ist damit nicht etwa eine Programmierung, die keine Abweichung ermöglicht, sondern das soziale Miteinander eines Menschen prägt ihn derart, dass gewisse Reaktionen oder Verhaltensweisen wahrscheinlich bzw. zu erwarten sind. Neben dieser **kollektiven** „mentalen Programmierung" gibt es für Hofstede aber auch eine **individuelle**, die den je einzelnen Menschen betrifft (Schugk 2014, S. 42).

Einerseits gibt es kulturelle Unterschiede je nach der **geografischen Ansiedlung**, also dem **Lebensumfeld** von Menschen (so hat etwa die Witterung Einfluss auf bestimmte Teile des sozialen Miteinanders und damit auf die Kultur), oder nach der **Religiosität** – in Zusammenhang mit kultursensibler Betreuung wird etwa häufig

---

6 http://geerthofstede.nl/culture

an die islamische oder an die jüdische Kultur gedacht. Freilich bringen auch unterschiedliche Länder unterschiedliche kulturelle Sitten und Gebräuche hervor (so unterscheidet sich z. B. die fernöstliche Esskultur stark von der europäischen), auch im (gesellschaftlichen) Zusammenleben. Allerdings – und das ist für das Miteinander unterschiedlicher Generationen von Bedeutung – bringt auch die Zeit, der Zeitgeist, bringen Epochen jeweils unterschiedliche Kulturen hervor; man könnte auch sagen, dass bereits die „Kulturen der Generationen" sich deutlich voneinander unterscheiden: Es gibt unterschiedliche Arten zu sprechen, sich zu kleiden, sich anderweitig auszudrücken, ebenso (siehe oben) aber unterschiedliche Arten, über bestimmte Dinge zu denken. Der Begriff der „Freizeitkultur" sagt schon, dass es rund um die Gestaltung freier Zeit eine Kultur gibt, die es in den Kriegsjahren und danach in diesem Sinn nicht gab, da diese Zeit einerseits von großem Mangel, andererseits von enormer Arbeitsleistung geprägt war.

Was Kultursensibilität in der Altenarbeit umfassen kann

Kultursensibilität, die in der Arbeit mit älteren Menschen von Bedeutung sein kann, umfasst also mehrere Bereiche, wie

- die Kultur, die sich auf geografische bzw. ethnische Herkunft bezieht;
- die Kultur, die sich auf religiöse oder andere Ideologien (= Werthaltungen) bezieht;
- die Kultur, die sich auf das (gesellschaftliche) Miteinander bezieht.

Es ist möglich, dass **Gruppen** von Menschen Kulturen miteinander teilen. Dies kann – um nur wenige Beispiele zu nennen – auf folgenden Gebieten der Fall sein:

- **Bedeutung und Stellenwert von Familie**
  In einigen Kulturen wird älteren Menschen sehr großer Respekt entgegengebracht; viele Kinder zu haben, Großmutter zu sein etc. gilt als ganz besonderer Wert. Dass Töchter und Schwiegertöchter Pflege innerhalb der Familie leisten, wird als selbstverständlich angesehen.
  Umgekehrt gibt es auch eine gesellschaftliche Kultur der „Vereinzelung" (Single-Haushalte): Frauen bekommen weniger Kinder und häufig verhältnismäßig spät. Sich „zuerst" um die Ausbildung zu kümmern (und damit um die Fähigkeit, sich auch wirtschaftlich unabhängig und gut erhalten zu können), ist dabei dann ein wesentlich wichtigerer Wert als in familienorientierteren Kulturen.

- **Bedeutung und Stellenwert der Religionsausübung**
  In einigen Kulturen bestimmt die Religionsausübung alle Lebensbereiche bis in die Details des Alltagslebens ganz wesentlich mit. Das kann z. B. in Form von Bekleidungsregeln, Regeln bezüglich der Kommunikation zwischen den Geschlechtern, der Tagesablaufgestaltung (z. B. Gebete) u. v. m. der Fall sein. Umgekehrt gibt es auch eine gesellschaftliche Kultur

der Hinwendung zu anderen Werten, die z. B. sehr stark mit ganz persönlicher Selbstverwirklichung zu tun haben, wobei dies die Ausübung einer Religion *nicht* einschließt.

- **Umgang mit Phänomenen wie z. B. Schmerz oder auch Trauer**
  Gerade die Äußerung von Schmerzen ist etwas, das stark von der jeweils prägenden Kultur abhängig ist. So gibt es die Kultur, Schmerz nicht zu zeigen bzw. ihn zu unterdrücken, und kleinen Kindern, besonders Buben, wurde und wird das mit den Worten „Ein Indianer kennt keinen Schmerz" vermittelt. Andererseits gibt es Kulturen, in denen Schmerz eher expressiv geäußert wird, weil das dort evtl. auch eine Funktion erfüllt, nämlich die, sich dadurch – wenn auch unbewusst – Hilfe zuzusichern (vgl. z. B. Alban et al. 2000). Ähnlich verhält es sich mit der Trauer, die – je nach kulturellem Umfeld – völlig unterschiedlich geäußert wird.

Ebenso kann jemand – und dies auch völlig unabhängig von jener kulturellen Gruppe, die ihn umgibt – eine ganz **persönliche Kultur** im Denken und im Umgang mit unterschiedlichen Phänomenen entwickelt haben. Auch hierzu nur wenige Beispiele:

BEISPIEL

- Es ist möglich, dass jemand eine persönliche Kultur im Umgang mit Aktivitäten der Körperpflege, des Schlafens, der Beschäftigung, des Essens und Trinkens usw. hat, kurz: entlang aller AEDLS (Aktivitäten und existenziellen Erfahrungen des Lebens nach Monika Krohwinkel) ist das denkbar.
- Es ist möglich, dass das nur einzelne Phänomene betrifft und mit Ritualen (vgl. Kap. 8.1), anderweitigen festen Abläufen und einer Grundhaltung zu bestimmten Dingen verbunden ist (z. B. hat jemand seine ganz persönliche Kultur im Umgang mit Schmerz, mit dem Kaffeetrinken, der Kommunikation usw.).
- Diese persönliche Kultur kann sich in Form von Gewohnheiten und Vorlieben zeigen und stellt schließlich auch eine Ressource dar: Was vertraut und gewohnt ist bzw. gemocht wird, darauf lässt sich in Zusammenhang mit Motivation und Aktivierung (siehe Kap. 9.1. und 10) gut zurückgreifen.

Was in Zusammenhang mit kultursensibler Arbeit zu beachten ist

- Kollektive Kultur betrifft Gruppen von Menschen, die z. B. die geografische/ethnische Herkunft oder Werthaltung (z. B. Religion) teilen, *oder* aber den Einzelnen, der seine persönliche Kultur im Umgang mit Alltagshandlungen oder bestimmten Phänomenen entwickelt hat.

- Es wäre ein Fehler, jemandem alleine aufgrund von Herkunft oder Religionszugehörigkeit bestimmte kulturbedingte Werthaltungen oder Verhaltensweisen zuzuordnen, ohne die tatsächlichen Gegebenheiten zu kennen. Gemeinsame, kollektive Kultur kann von Angehörigen einer Gruppe geteilt werden, aber das muss nicht der Fall sein.
- Richtig ist es, sich die Sache grundsätzlich im Einzelfall anzusehen: Übt der Klient, der einer bestimmten Religion angehört, sie auch tatsächlich aus? Und weiter: Welche Gebräuche sind in Zusammenhang mit Religionsausübung, ethnischer Zugehörigkeit oder geografischer Herkunft möglich? Insgesamt gilt: Der Blick muss sowohl der kollektiv möglichen als auch der persönlichen Kultur gelten.
- Eine wertvolle Ressource in Zusammenhang mit diesen Fragestellungen können Pflegende und Betreuende sein, die aus anderen Ländern stammen und/oder bestimmten Religionen zugehörig sind oder es waren.
- Soweit möglich, kann dann das Angebot auch in der Betreuung darauf abgestimmt werden: Dies kann den Erhalt von Lebensrollen (vgl. Kap. 11), Ernährung, Interaktion oder die Auswahl von Aktivitäten betreffen.

Interventionen auf altersabhängige Veränderungen abgestimmt gestalten

9 Aktivierung, Re-Aktivierung, Lernen und Ressourcenerhalt Grundbegriffe und Grundfragen

9.1 Fähigkeiten, Fertigkeiten, Motivation, Ressourcen, Compliance bzw. Adhärenz

Zunächst sollen einige Grundbegriffe, die in Zusammenhang mit der Arbeit mit Menschen immer wieder fallen, erklärt und unterschieden werden:

Fähigkeiten

Darunter versteht man eine Anlage, die es dem Betreffenden möglich macht, z. B. etwas durchzuführen; sie **befähigt** ihn. Es handelt sich dabei um eine Voraussetzung, die entweder angeboren oder aber erworben sein kann. Eine Fähigkeit ist nötig, um eine bestimmte Leistung zu erbringen; die **Motivation** ist ein weiterer wichtiger Faktor, damit jemand seine Fähigkeiten auch einsetzt[7].

Fertigkeiten

Hier handelt es sich um ein Verhalten, das man einsetzen kann, weil man es erlernt oder erworben hat – z. B. das Anlegen einer Bandage, das Spielen eines Instrumentes, das Anfertigen einer Handarbeit. Schon der Begriff „Fingerfertigkeit" weist darauf hin, dass es sich bei Fertigkeiten sehr häufig um etwas handelt, das man mit den Händen tut, aber auch Sprachbeherrschung kann eine Fertigkeit sein. Neben der Fertigkeit selbst benötigt man auch hier **Motivation**, um sie zum Einsatz zu bringen.

Motivation

Dieser Begriff bezeichnet die Beweggründe und Anreize, etwas zu tun bzw. nach etwas zu streben. Es wird zwischen **intrinsischer** und **extrinsischer** Motivation unterschieden:

---

7 Vgl. z. B. http://wirtschaftslexikon.gabler.de/Definition/faehigkeit.html
Vgl. z. B. http://wirtschaftslexikon.gabler.de/Definition/intrinsische-motivation.html bzw. http://wirtschaftslexikon.gabler.de/Definition/extrinsische-motivation.html

Bei **intrinsischer Motivation** liegt der Beweggrund bzw. Anreiz, etwas zu tun oder anzustreben, in der Sache selbst – z. B. wandern, schwimmen, sich bewegen, etwas lesen, weil es Freude bereitet.

Bei **extrinsischer Motivation** liegt der Beweggrund bzw. Anreiz, etwas zu tun oder anzustreben, nicht in der Sache selbst, sondern sozusagen außerhalb: Man strebt die *Folgen* an, die dieses Tun oder Streben hat bzw. haben könnte – z. B. wandern, schwimmen, sich bewegen, weil es gesund ist und man sich bessere Blutdruckwerte erhofft, oder etwas lesen, weil man jemanden damit beeindrucken möchte, etwas lernen, weil dadurch ein bestimmtes Zertifikat erreicht wird.

Im Rahmen von Altenarbeit wird es sich zumeist empfehlen, bei jenen, die an Aktivitäten teilnehmen, intrinsische Motivation zu wecken, z. B. Freude am Gedächtnistraining oder an einer anderen Aktivität, während die extrinsische Motivation z. B. darin bestehen würde, der Gruppenleiterin (oder auch Angehörigen) eine Freude zu machen.

Extrinsische Motivation ist allerdings nicht grundsätzlich negativ. Im Lauf des Erwerbs von Ausbildungsabschlüssen spielte sie z. B. zeitweilig eine Rolle (nicht immer ist das, was man lernen muss, interessant, aber der Umstand, dass es den erstrebten Abschluss bringt, gibt den Anstoß, trotzdem weiterzumachen). Nicht selten gibt jemand dem Partner zuliebe schlechte (ungesunde) Gewohnheiten auf oder beteiligt sich z. B. an sportlichen Aktivitäten.

Ressourcen

Ressourcen sind die unterschiedlichen Quellen, aus denen jemand schöpfen kann. Die Orientierung an den Ressourcen eines Menschen hat zunächst das Denken in der Pflege verändert und muss auch die Altenarbeit leiten. Es wird also nicht mehr nur gefragt, über welche Fähigkeiten, Fertigkeiten oder Motivationen jemand *nicht* verfügt, sondern vielmehr wird gefragt, was davon vorhanden ist bzw. woran man anknüpfen kann – z. B. Motivationen, Interessen, vorhandene, „ausbaufähige" oder ungenutzte Fähigkeiten und Fertigkeiten. Neben Fähigkeiten, Fertigkeiten, Motivationen, Interessen oder Vorlieben können auch andere Personen (von denen z. B. Unterstützung und Motivierung gut angenommen oder toleriert wird) oder auch Hilfsmittel Ressourcen sein. Zu wenig Orientierung an den Ressourcen kann dazu führen, dass Betreuung oder Aktivierung nicht bedürfnisgerecht gestaltet werden und dass nicht genutzte Ressourcen verloren gehen. (Siehe aber Kap. 9.4: Das Ziel der Aktivierung samt Ressourcenerhalt und Fähigkeits- bzw. Fertigkeitserwerb darf nicht unreflektiert gesetzt werden, denn es können – zumindest zeitweilig – durchaus auch andere Bedürfnisse von Klienten im Vordergrund stehen.)

Compliance bzw. Adhärenz

Üblich ist der Begriff „Compliance", womit eigentlich „Therapietreue" gemeint ist. Das bedeutet, dass Patienten Therapien einhalten, sich an Pflegeinterventionen beteiligen, kurz: dass sie das tun, was sie „sollen". Vielfach wird daher auch manchmal der Begriff „Adhärenz" verwendet. Er legt den Fokus darauf, dass von Patienten/Klienten und Behandlern/Therapeuten/Pflegenden **gemeinsam** Therapien bzw. Interventionen vereinbart werden, dass der Klient mündig und selbstbestimmt ist und in seiner Ganzheit und seinen Empfindungen wahrgenommen werden muss. Damit ist das Miteinander betont (wohingegen der Begriff „Compliance" mitunter so gelesen wird, dass es um das bloße Einhalten von Vorgaben geht[8]).

Im Rahmen von Altenarbeit geht es keinesfalls um „Therapiemaßnahmen", die einzuhalten sind, sondern um ein gemeinsames Suchen und Finden geeigneter Möglichkeiten zur Nutzung von Ressourcen.

9.2 Kognition, Motorik und Sensorik

9.2.1 Kognition, (Psycho-)Motorik und mögliche Veränderungen

Die Arbeit mit Älteren kann u. a. folgende Ziele haben:

- den *Erhalt* vorhandener Fähigkeiten und Fertigkeiten zu unterstützen;
- den *Neuerwerb* von Fähigkeiten und Fertigkeiten zu unterstützen.

Dazu muss man zuerst betrachten, ob und wie es im Alter zu Veränderungen bestimmter psychologischer Prozesse kommt. Die Schwerpunkte der alternspsychologischen Forschung liegen dabei auf unterschiedlichen Gebieten; hier soll es um folgende gehen:

1. Intelligenz bzw. kognitive Fähigkeiten und ihre möglichen Veränderungen;
2. Gedächtnisspeichermodelle und mögliche Veränderungen;
3. Psychomotorik und Adaptionszeit, motorische Veränderungen.

Ad 1: Intelligenz bzw. kognitive Fähigkeiten und ihre möglichen Veränderungen

Zunächst geht man heute nicht mehr von einer allgemeinen Intelligenz aus, sondern meint damit mehrere voneinander unabhängige Fähigkeiten (siehe weiter unten z. B. die fluide und die kristalline Intelligenz). Trotzdem gibt es zunächst zum Zusammenhang von Altern und jenen Fähigkeiten, die gemeinhin unter diesem Begriff verstanden werden, einiges zu sagen.

8 Vgl. z. B. http://flexikon.doccheck.com/de/Adh%C3%A4renz

Nach Lehr (2003) ergaben mehrere Studien, dass es im Alter beim gesunden Menschen grundsätzlich *nicht* zu einer Abnahme von Intelligenz und Gedächtnisfunktionen kommt. Die Stabilität der wichtigsten mentalen Fähigkeiten ist demnach bis ungefähr in die Mitte des achten Lebensjahrzehnts gegeben. Auch ließen sich im Lebensalter zwischen ungefähr 70 und 90 Jahren wenn, dann eher krankheitsbedingte Veränderungen feststellen.

Erst nach Beginn des 90. Lebensjahres schien sich das Auftreten von Beeinträchtigungen vermehrt zu zeigen. Allerdings ließ sich im Zuge aller Testungen auch feststellen, dass es in allen Altersgruppen breite Streuungen in den Ergebnissen gab, was bedeutet: Es gibt nicht *das* typische Erscheinungsbild innerhalb einer Altersgruppe, sondern für den Einzelnen können sich diese Ergebnisse auch ganz anders darstellen. So sind freilich sehr gute mentale Fähigkeiten auch nach dem Eintritt ins neunte Lebensjahrzehnt möglich, und umgekehrt sind Einbußen und Veränderungen auch schon in einem wesentlich jüngeren Lebensalter möglich.

Dort, wo sich Veränderungen zeigen, betrifft das in der Regel jene Fähigkeiten, die nicht alltagsrelevant sind und daher nicht ständig geübt werden.

Die Fähigkeit zur **Speicherung** von Informationen scheint im Alter grundsätzlich besser ausgeprägt zu sein als die Fähigkeit, **neue Informationen zu verarbeiten**.

Von Horn und Catell wurden in den 1960er-Jahren die Begriffe der **fluiden** und der **kristallinen Intelligenz** eingeführt (**fluid intelligence** und **crystallized intelligence**). Die kristalline Intelligenz umfasst Alltags- und Erfahrungswissen sowie sprachliches Wissen (Wortschatz), während die fluide Intelligenz die Fähigkeit darstellt, sich auf Neues einzustellen und sich darin zurechtzufinden. Man nimmt an, dass im Alter die Fähigkeiten, die mit der fluiden Intelligenz in Verbindung stehen, abnehmen, während jene der kristallinen Intelligenz gleichbleiben oder sogar zunehmen. Die Studien zeigen, dass eine gute Schulbildung mit einem wesentlich verlangsamten Abbau sowohl der kristallinen als auch der fluiden Intelligenz in Verbindung zu stehen scheint.

Weiters wurden auch Zusammenhänge zwischen dem aktuellen Gesundheitszustand und der intellektuellen Leistungsfähigkeit Älterer untersucht (Lehr 2003). Wesentlich wirken sich – wenig überraschend – zerebrovaskuläre Störungen (also Störungen in Zusammenhang mit der Durchblutung des Gehirns) aus. Auch die Lungenfunktion, wenn sie eingeschränkt ist, steht im Verdacht, die kognitive Leistungsfähigkeit im Bereich der fluiden Intelligenz negativ zu beeinflussen (Lehr 2003, S. 89), ebenso scheint ein erhöhter Blutdruck sich auszuwirken: Hypertone ältere Probanden wiesen schlechtere Ergebnisse bei z. B. Gedächtnistests auf (Lehr 2003, S. 88). Weiters scheint ein Zusammenhang zwischen der ärztlichen Beurteilung des Gesundheitszustandes und dem Erleben und Verhalten Älterer zu bestehen, ebenso wie die eigene Beurteilung der gesundheitlichen bzw. körperlichen Situation (also des Wohlbefindens) bestimmte Auswirkungen hat.

Vor dem Hintergrund durchgeführter Studien nimmt man Folgendes an: Ein besserer Allgemeinzustand älterer Menschen geht damit einher, dass es zu höherer Aktivität kommt, die sich wiederum positiv auf unterschiedliche Fähigkeiten (auch auf Lernen und Gedächtnis) auswirkt. Zusätzlich ist das Gefühl von Sicherheit wohl ein Faktor, der Angstgefühle gar nicht erst aufkommen lässt, was wiederum bessere Testergebnisse erklären könnte. Eine gute Beurteilung des Gesundheitszustandes wirkt sich positiv auf das Selbstbild aus, und umgekehrt kann das Selbstbild negativ beeinflusst werden, wenn die Situation als nicht günstig eingeschätzt wird. Somit scheint der Zusammenhang hier insgesamt darin zu bestehen, dass Zuversicht hinsichtlich der eigenen Gesundheit ein aktiveres Verhalten bei Älteren begünstigt – was zu mehr Training und Übung und damit auch zu besseren Fähigkeiten und Fertigkeiten führt (siehe dazu Lehr 2003, S. 89 f.).

Training – auch das zeigte sich in den durchgeführten Studien – kann die Fähigkeiten und Fertigkeiten bei Menschen ab dem 60. Lebensjahr deutlich verbessern: Räumliche Orientierung, Geschwindigkeit oder Genauigkeit beim Lösen unterschiedlicher Aufgaben verbesserten sich.

Es konnten jedoch nur die einzelnen Fähigkeiten gesteigert werden, Transfer-Effekte (d. h. eine Fähigkeit erhöht auch eine andere) ließen sich nicht beobachten. Das bedeutet also: Was beibehalten oder verbessert werden soll, muss direkt trainiert und geübt werden.

Fähigkeiten, die die kristalline Intelligenz betreffen, können anscheinend besser verfestigt werden als fluide Anteile. Es gibt auch Hinweise darauf, dass die Kombination von Gedächtnistraining und Psychomotorik besonders wirkungsvoll ist; dies wurde in einer Studie mit Teilnehmern, die im Schnitt 79,5 Jahre alt waren, gezeigt (Lehr 2003, S. 92).

Auch Menschen mit demenziellen Erkrankungen in frühen Stadien profitierten in den durchgeführten Studien deutlich von Übung und Training. Hier erwiesen sich aktivierende Ergotherapie und das gezielte Trainieren kognitiver Fähigkeiten als sehr erfolgreich und erhöhten außerdem insgesamt die Lebensqualität (Lehr 2003, S. 93).

Ad 2: Gedächtnisspeichermodelle und mögliche Veränderungen

Es gibt unterschiedliche Modelle, die versuchen, das, was man unter dem **Gedächtnis** versteht, darzustellen. Eine Möglichkeit ist, zunächst zwischen dem Gedächtnisspeicher auf der **zeitlichen** und jenem auf der **inhaltlichen** Ebene zu unterscheiden, also: **wie lange** wird etwas gespeichert und **was** wird gespeichert. Zusätzlich ist das **Tertiärgedächtnis** zu nennen, das im Pflegemodell nach Erwin Böhm große Bedeutung hat.

Gedächtnisspeicher auf zeitlicher Ebene

- Ultrakurzzeitgedächtnis (Informationen werden wenige Sekunden lang gespeichert), z. B.: jemand kann etwas nachsagen, das er gerade gehört hat
- Kurzzeitgedächtnis (Informationen werden Stunden bis maximal wenige Tage lang gespeichert), z. B.: Was gab es gestern zum Mittagessen?
- Langzeitgedächtnis (Informationen werden Jahre bis Jahrzehnte, prinzipiell unbegrenzt gespeichert), z. B.: Erinnerungen an den ersten Schultag in der Kindheit

Gedächtnisspeicher auf inhaltlicher Ebene

- episodisches Gedächtnis (enthält Informationen zur eigenen Lebensgeschichte mit Zeitbezug), z. B.: Erinnerung an die Hochzeit 1962
- semantisches Gedächtnis (Informationen, die man zwar weiß, von denen man aber nicht mehr unbedingt weiß, wann man sie erworben hat), z. B.: „Die Hauptstadt Österreichs ist Wien", oder die Regeln der Rechtschreibung
- prozedurales Gedächtnis (speichert Informationen zu Fertigkeiten und Abläufen, die man tut, ohne nachzudenken), z. B.: Kartoffel schälen, eine Masche binden
- Priming-System (ermöglicht das Wiedererkennen von Gegenständen bzw. Dingen, die mit einem bekannten Reiz verbunden sind), z. B.: Wenn man eine Melodie hört, erinnert man sich an den Text des betreffenden Liedes
- perzeptuelles Gedächtnis (ermöglicht das Wiedererkennen vertrauter Dinge), z. B.: ein Marmeladeglas (während z. B. Marmelade in kleinen Plastikverpackungen nicht sofort als solche erkannt wird) (vgl. z. B. Breuer 2009)

Tertiärgedächtnis

- Dieser Begriff wird vor allem von Erwin Böhm (vgl. z. B. Böhm 1999b) verwendet und meint das Alltagsgedächtnis: Dieses speichert einerseits

Routinehandlungen, die immer wieder durchgeführt werden oder wurden, andererseits speichert es auch sehr tief sitzende Empfindungen: Wünsche und Träume sowie Situationen, die stark gefühlsbesetzt sind, z. B. in unserer Kultur Kerzen am Weihnachtsbaum und das Singen von Liedern zu Weihnachten. Für Böhm wird das Tertiärgedächtnis umso bedeutsamer, je stärker die kognitiven Einschränkungen bei z. B. demenzieller Erkrankung sind: „So werden die noch nicht ganz verwirrten Patienten Erinnerungen an die Kindheit, stärker Abgebaute an die Phantasien ihrer Kindheit haben" (Böhm 1999b, S. 103).

Mögliche altersbedingte Veränderungen des Gedächtnisses

- **Geringe Kapazität des Kurzzeitgedächtnisses**
  Untersuchungen weisen darauf hin, dass die Speicherkapazität des Kurzzeitgedächtnisses bei Älteren weniger gut ausgeprägt ist. Besonders stark zeigte sich das mitunter bei visuell (also über das Auge) aufgenommenen Informationen (Lehr 2003, S. 96). Auch wird das Kurzzeitgedächtnis im Fall demenzieller Erkrankung als erstes angegriffen, während das Langzeitgedächtnis gut funktioniert – und, siehe oben, auch das Tertiärgedächtnis.
  Die Leistungsfähigkeit des Gedächtnisses in Zusammenhang mit dem Erinnern (bzw. auch mit dem Lernen) kann durch unterschiedliche Strategien verbessert werden. Dazu zählen z. B. Wiederholen (= internale Strategien), aber auch Merkhilfen wie Einkaufszettel (= externale Strategien) oder Eselsbrücken. Häufig werden diese Strategien von Menschen eingesetzt, deren Kapazität des Kurzzeitgedächtnisses verbesserungsbedürftig ist. Dies geschieht bewusst oder unbewusst (vgl. Lehr 2003, S. 99).
- **Lange erhalten sich Informationen aus semantischem und prozeduralem Gedächtnis und Priming-System**
  Diese Informationen bleiben nach derzeitigem Wissensstand am besten von allen erhalten, nämlich bis ins hohe Alter, wobei das semantische Gedächtnis auch im Zuge des Alternsprozesses stabil erscheint (z. B. werden Rechtschreibung oder das Allgemeinwissen nicht „vergessen") und das prozedurale Gedächtnis sowie das Priming-System selbst im Fall einer demenziellen Erkrankung noch lange erhalten bleiben können (Kartoffeln schälen = prozedurales Gedächtnis und Abläufe; Erkennen von vertrauten Melodien oder Gegenständen = Priming).
  Das episodische Gedächtnis (Informationen mit Zeitbezug) dagegen erscheint eher störanfällig (Breuer 2009).

Ein anderer Ansatz: das mehrdimensionale Gedächtnismodell

Mehrdimensionale Ansätze wurden von mehreren Autoren vorgeschlagen, darunter von Sugar und McDowd. Die Grundannahme mehrdimensionaler Ansätze ist, dass die Gedächtnisleistung nicht allein vom Lebensalter beeinflusst, sondern von einer Vielzahl von Faktoren bestimmt wird. Damit ist insbesondere die gegenwärtige Lebenssituation gemeint. Das bedeutet: Zwar beeinflusst das Lebensalter die Kapazität des Gedächtnisses (Kurzzeitgedächtnis), allerdings ist dann beispielsweise auch von Bedeutung,

- über welche Strategien (siehe vorne) zum Ausgleich jemand verfügt;
- wie viel Erfahrungswissen es gibt, das ebenfalls in die Leistung „hineinspielt“;
- wie die emotionale Situation des Betreffenden aussieht;
- wie er selbst seine Gedächtnisleistung einschätzt (Überzeugungen) (Lehr 2003, S. 95).

- Untersuchungen geben Hinweise darauf, dass z. B. ein **hoher Grad von Aktivität** bei älteren Menschen mit besseren Gedächtnisleistungen in Verbindung zu stehen scheint; ebenso ist es offenbar wesentlich, ob jemand im Lernen und Verarbeiten von Neuem aktuell „geübt“ ist.
- Die Gedächtnisleistung Älterer scheint ganz wesentlich durch ihre eigene Einschätzung (= **Selbstattribuierung**, also das, was man sich selbst zuschreibt) beeinflusst zu werden, und zwar in dem Sinn, dass eine schlechte Leistung die Folge von Selbstzweifeln sein kann. Umgekehrt sind Menschen mit positiver Selbsteinschätzung eher bereit, sich auch schwierigen Aufgaben zu stellen und beim Versuch, sie zu lösen, beharrlicher zu sein.
- Besonderes **Wissen auf einem Gebiet** scheint ebenfalls in der Lage zu sein, eine geringere Kapazität sogar des Kurzzeitgedächtnisses auszugleichen.
- **Positive Emotionen, eine gute Grundstimmung und gute Motivation** beeinflussen die Gedächtnisleistung ebenfalls positiv (Lehr 2003, S. 100 f.).

Ad 3: (Psycho-)Motorik und Adaptionszeit, motorische Veränderungen

Unter den **psychomotorischen Fähigkeiten** versteht man die Gesamtheit der Organisation von Bewegungen, die willkürlich und durch psychische Vorgänge beeinflusst sind. Normalerweise scheinen sie automatisch abzulaufen. Kommt es aber zu Störungen oder Behinderungen, konzentriert man sich wieder auf die einzelnen Passagen des jeweiligen Vorganges, der sonst wie von selbst funktioniert; man schaut dann auf die Hände oder Beine und denkt nach, was zuerst zu tun ist (z. B. beim Autofahren).

Lehr beschreibt eine Reihe von Experimenten (Lehr 2003, S. 108 f.), die zur Reaktionsgeschwindigkeit mit älteren Menschen durchgeführt wurden. Ergebnis ist, dass Ältere *nicht* grundsätzlich langsamer reagieren. Wenn nämlich Reaktionszeiten untersucht werden, wird zwischen zwei Teilen unterschieden: zwischen der sogenannten **prämotorischen Komponente** und der sogenannten **motorischen Komponente**.

Die **prämotorische Komponente** bezieht sich auf die „prämotorische Zeit" (= die Zeit *vor* Beginn der Bewegung), also auf jene Zeit, die vom Beginn der Wahrnehmung bis zum Beginn der Bewegung vergeht. Sie verlängert sich den Untersuchungen zufolge mit zunehmendem Alter. Die **motorische Zeit** hingegen (= die Zeitdauer der Bewegung), also jene Zeit, die vom Beginn bis zum Ende der Bewegung selbst vergeht, scheint nicht im selben Maß bzw. nur wenig vom Alterungsprozess beeinflusst zu sein.

Das bedeutet, dass es im Alter etwas länger dauert, bis der Betroffene sich auf die Anforderung eingestellt hat, im Tun selbst jedoch funktioniert die Bewegung bzw. Bewältigung der Aufgabe recht schnell. Das Erfassen der Reizgegebenheiten dauert mit zunehmendem Alter also länger; die für die Reaktion selbst benötigte Zeit ist annähernd gleich wie bei Versuchsgruppen jüngeren Alters (Lehr 2003, S. 108 f.).

Erwin Böhm verweist in seinem Pflegemodell immer darauf, wie bedeutsam es ist, die **Adaptionszeit** älterer Menschen zu beachten. Darunter versteht man jene Zeit, die zwischen der Wahrnehmung eines Reizes und der anschließenden Reaktion vergeht. Man könnte auch sagen: Es handelt sich um die Verarbeitungszeit, also um die Zeit, die jemand benötigt, um sich in eine Situation einzufinden, um zu verstehen, worum es geht, damit er handeln kann (das weist also Ähnlichkeiten zur prämotorischen Komponente auf). Beim älteren Menschen ist die Adaptionszeit verlängert.

Zugleich sollen Ältere nicht zu vielen Reizen zugleich ausgesetzt sein, und zwar besonders dann nicht, wenn (etwa aufgrund demenzieller Erkrankung) eine Einschränkung kognitiver Fähigkeiten vorliegt.

Mögliche motorische Veränderungen im Alterungsprozess sind z. B.:

- Veränderungen der Kraft und der Ausdauer (Muskelmasse bzw. Muskeldichte verändern sich, nehmen ab);
- Veränderungen der Bewegung bzw. Bewegungskoordination (z. B. verminderte Balancereflexe, darum auch erhöhte Sturzgefahr);
- Veränderungen in der Feinmotorik (Beweglichkeit von Fingern, Händen) durch Erkrankungen;
- Veränderungen der Reaktionszeit (durch Verlängerung der Adaptionszeit).

9.2.2 Ebenen der sensorischen Wahrnehmung und mögliche Veränderungen

Ebenen der sensorischen Wahrnehmung (also der Wahrnehmung durch die Sinnesorgane) sind:

- **visuelle Wahrnehmung**: betrifft das Sehen (von z. B. Farben, Kontrasten, Hell-Dunkel-Sehen). Mögliche Veränderungen sind hier z. B. das schlechtere Sehen in Dunkelheit bzw. Dämmerung und Veränderungen der Anpassungsfähigkeit des Auges an das Hell-Dunkel- und das Nah-Fern-Sehen. Ab etwa der Mitte des vierten Lebensjahrzehnts kommt es zur sogenannten Altersweitsichtigkeit oder Presbyopie.
- **auditive Wahrnehmung**: betrifft das Hören (gesprochene Worte, Klänge, Musik, Töne). Mögliche Veränderungen sind hier die Abnahme der Fähigkeit zum Hören hoher Töne oder die sogenannte Altersschwerhörigkeit.
- **vestibuläre Wahrnehmung**: betrifft die Wahrnehmung der Lage im Raum und den Gleichgewichtssinn. Möglich sind hier Störungen, die dann zu Schwindel (Vertigo) führen können.
- **taktil-haptische Wahrnehmung**: betrifft das Tasten und Fühlen (weich, hart, Materialien etc.). Möglich sind hier Einschränkungen, die durch einen Rückgang der Tastrezeptoren bedingt sind, der im 90. Lebensjahr bis zu 30 % betragen kann.
- **olfaktorisch-gustatorische Wahrnehmung**: betrifft den Geruchssinn (olfaktorisch) und den Geschmackssinn (gustatorisch) mit den Geschmacksrichtungen süß, sauer, salzig, bitter. Möglich sind hier Einschränkungen, die durch einen Rückgang von Geschmacksknospen (Zunge) bzw. Riechfasern bedingt sind. Ebenso kann ein „trockener Mund" mit verminderter Speichelproduktion – als Nebenwirkung von Medikamenteneinnahme oder krankheitsbedingt – zu einer Abnahme des Geschmackssinns beitragen.

Die Methoden der Aktivierung bzw. Re-Aktivierung, die in den folgenden Kapiteln vorgestellt werden, sollen möglichst alle Bereiche der Wahrnehmung berühren. Wichtig ist dabei, sich ein Bild über die sensorischen Fähigkeiten der Klienten zu machen, um gegebenenfalls die Reizstärke zu erhöhen, damit es auch zur Wahrnehmung der angebotenen Reize kommt.

9.3 Grundsätzliches zu Kommunikation und Haltung in der Altenarbeit

Jene, die in der Altenarbeit tätig sind, befinden sich in einer **professionellen Rolle**. Das bedeutet, dass sie in der Lage sein müssen, zum aktuellen Geschehen auf Distanz zu gehen und sich sozusagen (zumindest zeitweilig) auch im eigenen Tun zu beobachten (= Fähigkeit zur **Reflexion**). Dazu (und auch damit Anleitung, Beratung und Begleitung gelingen können) ist eine bestimmte Grundhaltung notwendig. Sie hat sich auch im Rahmen von Pflege und Betreuung durchgesetzt, obwohl sie ursprünglich für die Gesprächspsychotherapie entwickelt wurde (und zwar von Carl Rogers; vgl. Rogers[9] 2004).

Wesentliche Elemente dieser Grundhaltung sind:

1. **Empathie** bzw. einfühlendes Verstehen;
2. **Wertschätzung** bzw. bedingungsfreies Akzeptieren;
3. **Kongruenz** (= Echtheit).

Wesentlich ist, dass es sich bei diesen Elementen um keine Methode, sondern um eine **Einstellung** handelt.[10] Es ist darum für alle, die in der Altenarbeit tätig sind, wichtig, die eigene Haltung immer wieder zu überprüfen und viel im Team zu reflektieren (z. B. in Form von interdisziplinären Fallbesprechungen).

9.3.1 Empathie bzw. einfühlendes Verstehen

Carl Rogers bezeichnet die Empathie auch als „einfühlendes Verstehen" und meint damit: „Die innere Welt des Klienten mit ihren ganz persönlichen Bedeutungen so zu verspüren, als wäre sie die eigene (doch ohne die Qualität des ‚als ob' zu verlieren), das ist Empathie (...)" (Rogers 2004, S. 216).

Das bedeutet, sich an die Situation eines anderen anzunähern, ohne sie aber zur eigenen zu machen. Ziel ist also, etwas bis zu einem gewissen Grad *auch* aus der

9 Wenn Rogers auch von der Beziehung zwischen (Psycho-)Therapeuten und Klienten spricht, so finden die Elemente der Beziehungsgestaltung, die er vorstellt, doch in vielen anderen Bereichen der professionellen Arbeit mit Menschen Anwendung. Ich spreche darum immer wieder von „Helfern" im Allgemeinen, was auch die professionell ausgeübte Altenarbeit einschließt und hier besonders meint.

10 http://www.carlrogers.de/sites/personenzentrierte-ansatz-einstellung-nicht-methode.html

Warte des Gegenübers, des anderen zu sehen, sich so weit in ihn hineinzuversetzen, dass es möglich wird, sich ein Bild von dessen Bedürfnissen zu machen. Wenn das gelingt, wird es auch nicht so leicht geschehen, dass im Bemühen um andere (und sei dieses auch gut gemeint!) die eigenen Vorstellungen im Vordergrund stehen.

Freilich kann ein junger Mensch sich *nicht* vorstellen, wie es ist, 80 zu sein, aber der wiederholte, aktive Versuch, die eine Situation auch aus der Perspektive des Gegenübers zu sehen, wird dazu führen, dass derjenige, der empathisch ist, sich auch mit den Lebensumständen Älterer auseinandersetzt (z. B. eingeschränkte oder erschwerte Mobilität).

Instant-Aging-Seminare („instant aging" bedeutet „schlagartiges Altsein") ermöglichen mit unterschiedlichen Simulationen, für einige Stunden selbst zu erleben, wie sich unterschiedliche Altersveränderungen bzw. auch Pflegesituationen anfühlen, und sind darum für all jene, die in der Altenarbeit tätig sind, sehr empfehlenswert.

Vorschnelle Ratschläge, der unreflektierte Gebrauch von Phrasen wie „Das wird schon wieder!" werden durch ernst gemeinte, einfühlende Beteiligung an der Situation Älterer verhindert.

9.3.2 Wertschätzung bzw. bedingungsfreies Akzeptieren

Der Begriff Wertschätzung wird häufig verwendet und gewiss auch häufig falsch verstanden. Er meint nicht sachliche, formelle Höflichkeit, sondern etwas anderes.

> Für Carl Rogers geht es bei der Wertschätzung um eine Zuwendung, die „frei ist von Beurteilungen und Bewertungen der Gedanken, Gefühle und Verhaltensweisen des Klienten " (Rogers 2004, S. 27), und zwar nicht, weil jede seiner Äußerungen und Verhaltensweisen gutgeheißen würde, sondern „weil er ihn vollkommen und nicht nur unter bestimmten Bedingungen akzeptiert" (Rogers 2004, S. 27).

Was so einfach klingt, kann in der Praxis schwierig sein und ist etwas, an dem man immer wieder arbeiten muss. Man muss die Einstellungen, Lebensentwürfe, Prioritäten und Interessen anderer nicht für richtig halten, sie sollen aber nichts an der grundsätzlich positiven Haltung gegenüber dem anderen ändern. Selbst wenn jemand sich also nicht so verhält, wie er vielleicht „sollte" (man denke z. B. an das Ernährungs- oder das Bewegungsverhalten, den Konsum von Genussmitteln), oder wenn er eine Meinung hat, die von der eigenen ganz grundsätzlich abweicht, soll der professionelle Helfer positiv gestimmt bleiben. Wo das nicht möglich ist, soll keine Beratung oder Anleitung stattfinden, d. h. in diesem Fall sollten Helfer untereinander überlegen, wer welchen Klienten unterstützt und gegebenenfalls entsprechende Änderungen in der Zuteilung vornehmen. Auch hier bedarf es wieder der Eigenreflexion (d. h. die eigenen Haltungen sollen überprüft werden): Mit welcher Gruppe von Klienten bzw. mit welchen Klienten kann und will ich arbeiten, mit welchen fällt mir das – vielleicht aufgrund meiner eigenen Biografie – schwer? So wird die eine professionelle Helferin vielleicht kein Problem mit Menschen haben, die sie als bequem erlebt, tut sich dafür aber mit Menschen schwer, die ein Suchtverhalten an den Tag legen – und einer Kollegin geht es vielleicht genau umgekehrt. Wichtig ist, sich Derartiges bewusst zu machen und es zuzulassen, damit sich nicht auf unbewusstem Weg ein Verhalten ins eigene Tun einschleicht, das dem Prinzip der Wertschätzung widerspricht.

9.3.3 Echtheit (Kongruenz)

Die Kongruenz ist ein weiteres tragendes Element der Beziehungsgestaltung zwischen Helfer und Klient. Der Begriff bedeutet so viel wie „Übereinstimmung mit sich selbst" (Rogers 2004, S. 213), oft ist auch von „Echtheit" die Rede.

Carl Rogers meint damit zunächst, dass der Helfer bzw. Therapeut das leben und sein soll, was er wirklich ist, und dass er im Miteinander mit dem Klienten offen, echt und ohne Fassade seine Gefühle und Einstellungen leben und sie nicht verleugnen soll (Rogers 2004, S. 213 ff.). Dabei soll die Vielschichtigkeit der Gefühle Platz haben, und wenn der Zustand der Kongruenz, so Rogers, auch nicht ganz zu erreichen ist, so kann man sich ihm doch in dem Ausmaß annähern, in dem einem die eigenen Gefühle keine Angst machen. Was bedeutet das?

Es ist möglich, dass einander widerstreitende Gefühle schwer erträglich sind, und es ist auch möglich, dass jemand, der Widerstände in sich spürt, obwohl er eigentlich helfen will, dadurch verunsichert wird. Macht er sich das nicht bewusst, so kann es sein, dass er diese Verunsicherung nicht dort bearbeitet, wo es sinnvoll wäre – nämlich bei sich selbst –, sondern dass er den Grund des Unbehagens im Klienten sucht und ihm auch entsprechend gegenübertritt. Was ist also zu tun?

Wer in professionellen Rollen helfend tätig ist, muss sich bewusst machen, dass er mehrere Gefühle zugleich haben kann, wobei diese Gefühle einander auch widersprechen können. Beispiele dafür sind:

- „Ich arbeite gerne und bin den Klienten gegenüber positiv eingestellt *und* manchmal ist es anstrengend."
- „Ich möchte helfen *und* habe manchmal den Eindruck, dass jemand sich nicht helfen lassen will. Das ärgert mich."
- „Ich arbeite gerne mit Menschen *und* manchmal fehlt mir die Geduld."

Der Sinn, sich diese Widersprüchlichkeiten bewusst zu machen, liegt darin, dass man sie dann 1. zulassen kann (sie sind nicht außergewöhnlich!) und dass man sie 2. **kanalisieren** kann. Das bedeutet, dass man in der Lage ist, bewusst mit ihnen umzugehen. So wäre es z. B. völlig falsch, einem Klienten, mit dem man die Zusammenarbeit im Moment als schwierig empfindet, ein „Theater" vorzuspielen und jede eigene Regung quasi zu unterdrücken. Aber, und das ist das Wichtige am Kanalisieren: Man kann entscheiden, was man wem gegenüber, wo und in welcher Form zum Ausdruck bringt. Für den Umstand, dass man z. B. an einem Tag, an dem man eigentlich lieber zu Hause wäre, Dienst machen muss, kann der Klient nichts. Den eigenen Unmut darüber kann man sich eingestehen und vielleicht mit einem Kollegen besprechen. Andererseits gibt es eben auch Klienten, mit denen man in schwer zu bewältigende Situationen kommt. Carl Rogers stellte im Rahmen seiner Forschungen fest, dass gerade im Umgang mit „unmotivierten, wenig geschulten, widerstrebenden und langfristig hospitalisierten Menschen" (Rogers 2004, S. 214) jene Therapeuten am erfolgreichsten waren, die innerhalb der therapeutischen Beziehung „echt" im Sinne dieser Übereinstimmung mit sich selbst (= Kongruenz) waren. Für die Altenarbeit bedeutet das: Es hat keinen Sinn, diese Probleme auszublenden. Das heißt *nicht,* dass Vorwürfe und unangenehme Gefühle unüberlegt „herausgesagt" werden sollen. Eher geht es darum, nahe am eigenen Erleben zu bleiben, das eben vielschichtig und wandelbar ist. Wenn, so Rogers, ein unangenehmes Gefühl aber andauert, so ist es sinnvoll, das auch zum Thema zu machen – allerdings so, dass man nicht aufhört, mit sich und auch dem, was der Klient zeigt, in Kontakt zu bleiben. Ein unangenehmes Gefühl soll auch nicht so ausgedrückt werden, dass es zu Schuldzuweisungen kommt („Sie arbeiten nicht mit", „Sie machen es mir schwer", „Sie wollen ja gar nicht"), sondern so, dass man die **eigenen Empfindungen** ausspricht, z. B. in der Art: „Ich habe den Eindruck, dass Ihnen etwas im Weg steht, das Sie daran hindert, mitzuarbeiten" oder: „Es ist im Moment nicht einfach für mich").

Dadurch, dass Empfindungen mitgeteilt werden, ändern sie sich häufig oder es lässt sich ihre Ursache erkennen. Zusätzlich, so Rogers weiter, entwickelt der Therapeut (hier: der Helfer) über sein eigenes Empfinden eine neue Sensibilität gegenüber allem, was der Gesprächspartner nun mitteilt (Rogers 2004, S. 215).

Selbstverständlich bezieht sich das auf Klienten, die *nicht* unter kognitiven Einschränkungen durch z. B. demenzielle Erkrankung leiden. Dort, wo das der Fall ist, muss die Reaktion dem eigenen Empfinden der Situation und den Verständnismöglichkeiten der Klienten angepasst werden. Konkret bedeutet das: Zeigen Klienten, die in ihrer Orientiertheit eingeschränkt sind, z. B. herausfordernde Verhaltensweisen, so hat es natürlich keinen Sinn, in der soeben geschilderten Form darauf hinzuweisen. Andererseits ist aber ein Fassadenverhalten, das alles Geschehen einfach ignoriert, auch der falsche Weg. Hier würde eine Reaktion auf das Klientenverhalten so aussehen, dass man es z. B. mit Umgebungswechsel oder vorsichtigen Berührungen (am besten am Ober- oder Unterarm) versucht, oder dass man probiert, ob es vielleicht angenehme Reize gibt, die hilfreich sind – besonders empfehlenswert wären hier Gesprächstechniken aus der Validation. Außerdem ist (ganz allgemein, hier aber besonders) das Folgende zu beachten:

Der Begriff **Kongruenz** wird in einem weiteren Zusammenhang verwendet und steht dann für die Übereinstimmung zwischen verbaler (also sprachgebundener) und nonverbaler Kommunikation (Mimik, Gestik, Körperhaltung etc.). Gibt es hier Widersprüche, werden zeitgleich unterschiedliche Botschaften gesendet. Das könnte z. B. so aussehen, dass jemand vorgibt, aufmerksam zuzuhören, tatsächlich aber die ganze Zeit auf die Uhr oder aus dem Fenster sieht. Das bemerkt der Klient natürlich, und ganz besonders intensiv können nicht oder nur eingeschränkt orientierte Klienten darauf reagieren und eventuell herausforderndes Verhalten noch verstärken.

Man sollte darum unbedingt auf widersprüchliche Botschaften, die man selbst aussendet, achten.

9.4 Aktivierung, Re-Aktivierung und Impulssetzung

Aktivierung – immer ein un-bedingtes Ziel?

Die Aktivierung gilt – zunächst in der Pflege – als zentrales Anliegen. Man muss aber, so die Meinung vieler Pflegewissenschaftler, dabei immer fragen, **welche Ziele** Aktivierung hat und **wo** und **wie** sie zum Einsatz kommt (vgl. für die folgenden Ausführungen Lay 2012, S. 177 f.).

Als Anliegen der Aktivierung gilt in der Regel, dass Klienten

- Fähigkeiten (wieder-)erlangen oder weiterentwickeln;
- so weit als möglich zur Selbstpflege fähig sind;
- Alltagsaufgaben so weit als möglich bewältigen;
- und somit so weit wie möglich **eigenständig** bleiben (oder: wieder werden).

Es geht also um die (Wieder-)Erlangung von **Autonomie** im Sinne der Unabhängigkeit von Hilfeleistungen. Dem hält Lay – in Anlehnung an andere Autoren aus dem Umfeld der Pflegewissenschaft – nun entgegen, dass es durchaus auch den Wunsch danach geben kann, umsorgt zu werden und sich abhängig und geborgen zu fühlen.

> **„Zeitweilige Regression von Klienten ist ein Phänomen, das von Pflegenden situationsbedingt nicht nur zugelassen, sondern in vielen Fällen sogar unterstützt werden muss. Pflegebedürftige Menschen können nicht ständig und hochaktiv am Erhalt oder gar der Steigerung ihres Selbständigkeitsniveaus arbeiten. Sie brauchen streckenweise immer wieder Pausen und Erholung – und nicht selten auch jene vermehrte Zuwendung, die sich u. U. aus dem Kranksein ergibt"** *(Lay 2012, S. 179).*

Lay, der unterschiedliche pflegetheoretische Ansätze darstellt, führt damit in ein Spannungsfeld ein, nämlich in jenes zwischen **Wohlbefinden** als Ziel von Pflege (der Schritt zur Betreuung wird hier erst später getan) und der Idee, den Klienten vorrangig (durch Aktivierung) zur **Autonomie** führen zu wollen. Dieses Spannungsfeld tut sich auf, weil nicht alle aktivierenden Maßnahmen mit Wohlbefinden in Einklang zu bringen sind. Lay (2012, S. 179 f.) zitiert aus der Dissertation von Angelika Zegelin, in der sie Folgendes feststellt: Zwar sei das Konzept der aktivierenden Pflege, wenn es als Gegenentwurf zu einer rein versorgend-verwahrenden Pflege verstanden werde, durchaus sinnvoll. Allerdings liege in der Praxis der Fokus häufig auf einer Form oder einem Verständnis von Aktivierung, das eher die Mobilisierung im Sinne von Ortswechseln in den Vordergrund stelle. Anderen Dimensionen wie der Förderung von Kontakten, der Freude an geistiger Herausforderung oder dem Spaß würde zu wenig Aufmerksamkeit geschenkt.

„Aktivierung mit dem Ziel gesteigerter Funktionalität ist", so Lay, „ein wichtiges allgemeines Pflegeziel, aber keines, das absolute Geltung beanspruchen kann" (Lay 2012, S. 180). Was er vorschlägt, ist eine behutsame Anregung zur Aktivierung (Lay 2012, S. 179), die nicht außer Acht lässt, dass in dieser Frage oft situationsbezogen entschieden werden muss – es kann also keinesfalls Aktivierung, die zum Aktivsein von Klienten führen soll, grundsätzlich und immer das (allein) anzustrebende Ziel sein.

PRAXIS

Was bedeutet das für die Altenarbeit?

- Ältere Klienten können, auch wenn sie nicht pflegeabhängig sind bzw. nicht an Erkrankungen leiden, sich doch in Lebenssituationen befinden, in denen ihnen das Erleben von Fürsorge und/oder von Gemeinschaft/Miteinander mehr bedeutet als der Erhalt von Ressourcen bzw. der Wiedererwerb von Fähigkeiten und Fertigkeiten.
- Es gibt Situationen, in denen ein falsch verstandenes, vielleicht aber gut gemeintes Anliegen der Aktivierung sich nicht mit dem Anliegen des Schaffens/Bietens von Lebensqualität in Einklang bringen lässt.

- Es muss jeweils konkret und **situationsbezogen** überlegt werden, was für den je einzelnen Klienten unter Aktivierung verstanden wird und ob und wie das umzusetzen wäre.
- Diese Versuche sollen am besten im Sinn eines vorsichtigen „Schmackhaftmachens“ stattfinden.
- Ziel von Aktivierung im Rahmen der Betreuung soll sein, dass sie Spaß macht und Freude bereitet – stellt sich „nebenbei“ der Erhalt oder Erwerb von Fertigkeiten ein, umso besser.

Aktivierung, Re-Aktivierung und Impulssetzung nach Erwin Böhm

Prinzipiell steht der Begriff **Aktivierung** dafür, dass jemand angeregt wird, etwas zu tun oder sich mit etwas zu beschäftigen. Unter **Re-Aktivierung** versteht man üblicherweise, dass etwas, das einmal vorhanden war, **wieder** aktiviert wird. Würde jemand in diesem Sinn dazu gebracht, sich z. B. zu bewegen, etwas zu kochen, sich für etwas zu interessieren, sich etwas aneignen zu wollen, wäre das Aktivierung. Dabei bewusst an Interessen, Fähigkeiten, Motivationen oder Fertigkeiten anzuknüpfen, die einmal vorhanden waren, im Moment aber nicht genutzt werden (können), wäre dann Re-Aktivierung.

Im Pflege- und Betreuungsmodell nach Erwin Böhm haben die beiden Begriffe jedoch noch eine andere Bedeutung.

In Böhms Verständnis (vgl. z. B. Böhm 1999a; 1999b) richtet sich **Aktivierung** an Ältere, die nicht unter kognitiven Einschränkungen (z. B. durch demenzielle Erkrankung) leiden. Das bedeutet, dass man sie entweder vom Sinn und Zweck einer bestimmten Aktivität bzw. bestimmter Lebensaktivitäten überzeugen kann oder aber dass man sie auf einer Ebene dazu motiviert, die man ganz einfach anspricht.

BEISPIEL

Jemand geht zum Friseur, weil ihm das immer wichtig war und es ihm daher vorgeschlagen wird. Oder: Jemand bewegt sich, damit Ressourcen erhalten werden. Oder: Jemand nimmt an der Aktivierungs- oder Gedächtnisgruppe teil, weil er gesehen hat, dass ihm das gefallen könnte und/oder weil er Fitness und Gedächtnis trainieren will. Oder: Jemand beteiligt sich bewusst am Kochen, um „etwas zu tun“ etc.

Betreuungspersonen hätten hier die Aufgabe, Aktivitäten zu finden, die jemand gerne ausübt, und sie ihm vorzuschlagen bzw. ihn dazu zu motivieren. In der Regel geschieht das verbal, also mit Worten – und auf diesem Weg werden dann Impulse (Anreize, „Antriebe“) gesetzt.

Auch bei der **Re-Aktivierung** geht es darum, jemanden dazu zu motivieren, etwas zu tun oder sich mit etwas zu beschäftigen. Allerdings gestaltet sich die **Impulssetzung** hier anders, weil sich für Böhm die Re-Aktivierung an Menschen richtet, die kognitiv nur eingeschränkt erreichbar sind (eben weil sie z. B. unter einer demenziellen Erkrankung leiden) und keine Einsicht in z. B. den Sinn einer Eigenaktivität haben können. Sie können nicht so einfach mit Worten angeregt werden; es würde hier also nicht funktionieren, zu erklären, dass eine Bewegungs- oder Gedächtnisgruppe ihnen gut tue oder Spaß machen könnte. Dazu kommt, dass orientierende Maßnahmen bei demenziell Erkrankten in späteren Stadien meist nicht erfolgreich sind. Hier setzt die Re-Aktivierung dann so ein, dass man versucht, Motivationen zu finden, die auch „ohne Worte“ zugänglich sind. Diese Motivationen sollen dann – genau wie bei der Aktivierung – einen Impuls (= **Anreiz**) setzen, damit es zur (Eigen-)Aktivität kommt. Sie sind allerdings oft sehr basal, d. h. sie sprechen vielleicht den Geruchs- oder Geschmackssinn oder eine sehr tief sitzende Vorliebe an.

BEISPIEL

In die Nähe eines Klienten, der tierlieb ist, wird ein Hase (eine Katze, ein „Streicheltier“) gebracht. Man hofft, dass das dazu führt, dass er sich – im wahrsten Sinn des Wortes – bewegt. Oder: Jemand, der gerne gekocht hat, wird vielleicht durch angenehme Gerüche und geschäftiges Treiben in der Küche dazu verlockt, mitzumachen. Musikliebhaber bringen vielleicht bekannte Lieder „aus dem Zimmer“.

Die Aufgaben von Altenarbeit (in Zusammenarbeit im interdisziplinären Team) sind:

- Impulse sowohl zur Aktivierung als auch zur Re-Aktivierung zu finden;
- die Klienten zur Impulsfindung gut auf Vorlieben und Interessen hin zu beobachten, insbesondere aber auch die Biografie zu beachten;
- vorsichtig zu versuchen, diese Impulse so zu setzen, dass die Klienten sich mit etwas beschäftigen oder dazu angeregt werden, etwas zu tun.

9.5 Anleitung – was ist das und wie wird's gemacht?

Anleitung soll dazu führen, dass jemand zu etwas befähigt wird, wobei Lernprozesse stattfinden.

Im Rahmen von Altenarbeit kann Anleitung z. B. dann gefragt sein, wenn Klienten eine Fertigkeit (z. B. etwas herstellen, etwas kochen, eine bestimmte Tätigkeit durchführen) erlernen oder wieder erlernen wollen. Typisch für eine Situation der Anleitung ist auch das Erlernen des Umgangs mit bestimmten Hilfsmitteln.

Anleitung setzt sich aus drei Schritten zusammen (vgl. z. B. Kocs 2011):

1. aus dem Wecken von Motivation;
2. aus dem Vermitteln von Information;
3. aus dem Erteilen von Feedback.

Ad 1: Wecken von Motivation

Wie oben besprochen, ist Motivation dann gegeben, wenn derjenige, der etwas tun oder anstreben soll, daraus eine Befriedigung zieht. Diese Befriedigung kann entweder

- **direkt** in der Sache (= intrinsisch) oder
- **außerhalb** liegen (= extrinsisch) (vgl. auch Kap. 9.1).

Prinzipiell ist die intrinsische Motivation darum sehr erstrebenswert, weil der Klient, wenn das Gedächtnistraining oder die Bewegungsrunde so viel Spaß macht, dass er es schon darum gerne besucht, auch entsprechend entspannt und gelöst sein wird, was wiederum seine Lern- und Merkfähigkeit günstig beeinflusst. Es ist aber auch möglich, dass jemand deshalb daran teilnimmt, weil er unbedingt den Erfolg dieser Übung sehen möchte, daran selbst aber gar nicht so viel Freude hat.

Motivation kann also einerseits geweckt werden, wenn das, wozu angeleitet werden soll, selbst schon attraktiv ist, z. B. sich zu bewegen, etwas zu kochen oder Ähnliches. Und andererseits ist es möglich, durch Hinweise auf die angenehmen Folgen von Erlerntem zu motivieren (z. B. erhofft sich jemand, dass er sich nach Training und Übung wieder selbstständiger und freier bewegen kann, dass sich sein körperliches Wohlbefinden steigert etc.).

Die Atmosphäre, in der angeleitet wird, spielt ebenfalls eine große Rolle, und schließlich soll die Sache auch Spaß machen. Viele Menschen werden gerne in einem angenehmen Sinn gefordert, weil das für sie ja auch bedeutet, dass man ihnen etwas zutraut.

Ad 2: Vermitteln von Information

Wer im Rahmen der Anleitung Information vermittelt, muss erheben,

- was der, der angeleitet wird, schon kann und welche Information er benötigt;
- welche Ressourcen der Anzuleitende hat, damit er diese auch einbringen kann.

Und schließlich muss der, der angeleitet wird, immer wissen, was das Ziel des aktuellen Arbeitsschrittes ist: Was soll er im Rahmen dessen, wozu er angeleitet wird, tun oder erreichen?

Wenn man Informationen gibt, muss man auf Verständlichkeit achten, und es gilt, sich zu vergewissern, ob man auch verstanden wurde (man muss das Gegenüber dabei also beobachten; sehr häufig zeigt sich ein Nichtverstehen zuerst in der Mimik). Werden Informationen wiederholt, ist es – wenn sie verstanden wurden – oft günstig, sie immer in derselben Reihenfolge zu geben. Im Rahmen dieser Vermittlung können ruhig alle Sinne genutzt werden: z. B. etwas angreifen, ausprobieren lassen.

Ad 3: Erteilen von Feedback

Zuerst soll immer das betont werden, was gut gemacht oder erreicht wurde. Dann ist es wichtig, dass derjenige, der angeleitet wird, erfährt, was er noch ändern könnte. Je nachdem, wozu angeleitet wird, sind Vorzeigen und Ausprobierenlassen oft das Beste. Gegen Humor im Rahmen einer Anleitungssituation spricht gar nichts!

PRAXIS

Was ist bei der Anleitung im Rahmen von Altenarbeit besonders zu beachten?

- Man hat es nicht mit einer schulischen Situation zu tun, es geht um Hilfe zur Selbsthilfe oder aber um das Erlernen neuer Tätigkeiten, die Freude machen sollen. Klassische Anleitungssituationen könnten hier z. B. sein: mit einem Klienten zu üben, einen Pullover selbst anzuziehen, mit Gehhilfen oder anderen Behelfen umzugehen, sich im Wohnraum besser zurechtzufinden oder etwas herzustellen (z. B. beim Basteln).
- Die genannten Schritte (Motivation wecken, Information vermitteln, Feedback geben) können wie nebenbei ins gemeinsame Tun einfließen (z. B. beim Basteln) und je nach Situation auch völlig unterschiedlich aussehen. Einerseits gibt es Klienten, die es schätzen, dass jemand sich auf diese Weise um sie bemüht, andere wieder fühlen sich schnell belehrt und wollen eher selbst probieren und nur wenig Erklärung und Rückmeldung haben.
- Grundsätzlich gilt: Im Rahmen von Gruppenangeboten soll eine einzelne Person wenn, dann nur dezent und diskret angeleitet werden – es sei denn, sie bittet ausdrücklich um Anleitung. Es ist durchaus möglich, dass jemand Angst hat, sich vor anderen Gruppenteilnehmern zu blamieren. In Einzelsettings hingegen können, wenn der Klient das wünscht, durchaus „direkte" Anleitungssituationen stattfinden.

9.6 *Beratung – was ist das und wie wird's gemacht?*

In der Beratung geht es darum, mit einem Klienten Probleme zu definieren, sie genau zu betrachten und, wenn möglich, zu lösen. Beratungsprozesse können ebenfalls Aufgabe im Rahmen von Altenarbeit sein. Wesentlich dabei ist, dass sich derjenige, der Beratung bietet, zunächst Folgendes bewusst macht (siehe auch Kap. 1.2):

- Rat bzw. Beratung muss gewollt sein;
- Beratung bezieht sich auf eine bestimmte **Situation**, und es geht darum, diese Situation zu ändern und nicht die Menschen darin.

Beratungssituationen im Rahmen von Altenarbeit können z. B. stattfinden,

- wenn Ältere in ihrer Wohnumgebung besser zurechtkommen wollen und darum Beratung wünschen;
- wenn Ältere ihren Aktivitätsgrad bzw. ihre Mobilität steigern wollen.

Beratung setzt sich (angelehnt an Kocs 2011) aus folgenden Schritten zusammen:

1. Aufbau einer Beziehung
2. Erkennen und Analyse eines Problems
3. Suchen und günstigenfalls Finden einer Lösung

Außerdem sind zwei wichtige Instrumente der Beratung sowie die Frage nach ihrem Ziel zu beachten:

4. Paraphrase und Verbalisieren von Gefühlen
5. Wann ist Beratung „gelungen"?

Ad 1: Aufbau einer Beziehung

Damit ist gemeint, dass das Miteinander im Rahmen von Beratung von Offenheit, Respekt und Achtung (= Wertschätzung), vom Akzeptieren bzw. Tolerieren auch des Andersartigen getragen sein muss, was v. a. für den Berater gilt, der ja in einer professionellen Rolle agiert. Er oder sie ist den Einstellungen der Empathie, Wertschätzung und Kongruenz (siehe Kap. 9.3) verpflichtet.

In Abhängigkeit von der gesamten Situation dauert der Aufbau dieser Beziehung unterschiedlich lange. Manchmal kann ein Klient Rat nur von jemandem annehmen, den er gut kennt, umgekehrt werden aber auch Ratschläge oder Handlungsaufforderungen von Professionalisten akzeptiert, die man aufsucht, ohne sie vorher gekannt zu haben. Dann hängt es davon ab, ob sich Vertrauen einstellt, und das wiederum hat wesentlich mit dem Auftreten desjenigen zu tun, der berät. Ruhe und Sicherheit vermitteln sich prinzipiell auch in kurzer Zeit, aber es ist auch möglich, dass das nicht so schnell geht und jemand möglicherweise keine Beratung wünscht.

Ad 2: Erkennen und Analyse eines Problems

Am besten ist es, durch gezieltes Fragen zu ermitteln, was jemand benötigt und wo sein Problem liegt. Grundsätzlich ist der Klient derjenige, der beginnt, es zu schildern. Beispielsweise kann die Schwierigkeit darin liegen, dass er in seiner Wohnumgebung nicht zurechtkommt und gerne etwas geändert hätte. Aufgabe von Beratung ist es dann nicht, vorschnell „Diagnosen" zur Sache zu stellen, sondern zu ermitteln, was nun genau schwierig ist und warum.

Unter Analyse versteht man das Zerlegen und Überprüfen eines Sachverhalts, hier also das Zerlegen des Problems in seine einzelne Bestandteile. Häufig liegt in einer gut geschilderten Problemlage (und sie wird dann gut geschildert, wenn entsprechende Fragen gestellt werden) schon die halbe Lösung. Berater und Klient sehen sich also gemeinsam eine Sache an – der Klient aus der Perspektive des Betroffenen, der Beratende aus einer Außensicht.

Ad 3: Suchen und günstigenfalls Finden einer Lösung

Auch hier gilt wieder, dass es am besten ist, gemeinsame Sache zu machen. Beratung bedeutet *nicht*, dass es alleinige Aufgabe der Beraterin ist, eine Lösung zu finden, sondern dem Klienten sozusagen Möglichkeiten zum Finden einer Bewältigungsstrategie an die Hand zu geben – gemäß dem Sprichwort, man solle jemandem, der einen Fisch braucht, nicht den Fisch geben, sondern ihm helfen, fischen zu lernen. Gute Berater machen darum Vorschläge und stellen Fragen, die in eine bestimmte Richtung weisen, und helfen dem Gegenüber so, eine für sie praktikable Lösung zu finden. Hat der Berater nun eine Idee, ist es freilich nicht verboten, dass er sie ausspricht, aber auch hier geht es nicht ums Überstülpen einer Lösung, sondern um ein **Angebot**.

Ad 4: Paraphrase und Verbalisieren von Gefühlen

Eine Paraphrase ist eine Umschreibung. In der direkten Kommunikation handelt es sich dabei um den Versuch, kurz in eigenen Worten das wiederzugeben, was ein Gesprächspartner gesagt hat. Das soll helfen, Missverständnisse zeitnah zu vermeiden oder Gesagtes zu strukturieren. Paraphrasen sind somit einerseits eine Hilfe für den Berater (er kann sich vergewissern, den Klienten richtig verstanden zu haben), für den Klienten andererseits mitunter eine Orientierungshilfe. Zu paraphrasieren bedeutet auch, Aufmerksamkeit zu signalisieren. Paraphrasen können besonders dann angebracht sein, wenn es sich um stark emotionsgeladene Botschaften handelt. Konkret sieht das so aus:

- „Sie hätten also gern ...?“
- „Das heißt, es wäre Ihnen lieber, wenn ...“
- „Habe ich Sie richtig verstanden: ...?“

Unter dem Verbalisieren von Gefühlen ist also zu verstehen, dass das, was man wahrzunehmen glaubt, auch ausgedrückt wird. Allerdings nicht in Form einer Zuschreibung, sondern als vorsichtige Vermutung, die die eigene Perspektive zeigt. Z. B. könnte man sagen: „Ich habe den Eindruck, dass Ihnen das Sorgen macht“, oder: „Ich habe das Gefühl, dass Sie verärgert sind“.

Ad 5: Wann ist Beratung „gelungen“?

Ziel von Beratung ist grundsätzlich, ein Problem zu erkennen, zu analysieren und zu lösen. Beratung kann aber auch dann gelungen sein, wenn an der Lösung (oder der dazugehörigen genauen Problemanalyse) noch weiter gearbeitet wird. Es ist auch ein möglicher Erfolg von Beratung, wenn

- eine Beziehung erfolgreich auf- oder ausgebaut werden konnte, sodass es ein Fundament für die weitere Zusammenarbeit gibt;
- jemand sich während und nach der Beratung gut unterstützt fühlt;
- derjenige, der beraten wird, eine andere, zuvor noch unbekannte Perspektive in einer Sache annehmen kann (z. B. etwas als Schwierigkeit anzuerkennen, das vorher nicht als solche gesehen wurde).

10 Aktivierung, Re-Aktivierung, Lernen und Ressourcenerhalt: Methoden

10.1 Grundelemente der Arbeit mit Gruppen

Hier soll grundsätzlich in die Arbeit mit Gruppen eingeführt werden. Dazu wird der Reihe nach Folgendes erläutert:

- Formen von Gruppen
- Gruppenprozesse
- Grundsätze in der Arbeit mit Gruppen
- Leitung von Gruppen
- Vorbereitung auf die Arbeit mit Gruppen

10.1.1 Formen von Gruppen

Es gibt folgende Formen von Gruppen:

- **Geschlossene Gruppe**: Hier treffen einander immer wieder dieselben Teilnehmer. Als Gruppengröße werden, sobald es ins biografische Arbeiten geht, maximal acht Teilnehmerinnen empfohlen (vgl. z. B. Gerben et al. 1998, S. 26). Auch für ein Gedächtnistraining, in dem mit Klienten mit kognitiven Einschränkungen oder eingeschränkter Orientiertheit gearbeitet wird, wird diese maximale Größe nahe gelegt. Der Grund dafür ist, dass, wenn es ums Erzählen des eigenen Lebens geht, die Atmosphäre ruhig und die Teilnehmeranzahl überschaubar sein soll. Wenn es sich um ein Gedächtnistraining mit Menschen handelt, die viel Aufmerksamkeit benötigen, ist es ebenfalls sinnvoll, wenn der Moderator bzw. Gruppenleiter viel Raum hat, um auf Einzelne einzugehen.
- **Halboffene Gruppe**: Hier können immer wieder neue Teilnehmer dazukommen, die Stammgruppe bleibt im Großen und Ganzen aber gleich.
- **Offene Gruppe**: Hier treffen einander immer wieder andere Menschen; fixe Teilnehmer kann es zwar geben, aber Grundbedingung ist dies nicht.

Welches Setting wofür?

Für diese Frage sind von Bedeutung

1. die **Hoch- bzw. Niederschwelligkeit**;
2. die **Aufmerksamkeit**, die die einzelnen Teilnehmer benötigen.

Ad 1: Hoch- bzw. Niederschwelligkeit

Je niederschwelliger der Inhalt, desto größer und offener kann die Gruppe sein. Niederschwellige Inhalte sind solche, zu denen man sich schnell äußert, ohne zu überlegen, ob man dabei zu viel von sich preisgibt. Beispiele dafür wären Fragen, Spiele oder Inhalte zu

- Alltagstätigkeiten
- Ländern, Städten, Orten
- Tieren, Pflanzen
- Berufen etc.

Je hochschwelliger der Inhalt, desto kleiner und geschlossener soll die Gruppe sein. Höherschwellige Inhalte sind solche, zu denen man sich nicht unbedingt gleich äußert. Beispiele dafür wären Inhalte zu

- der persönlichen Lebensgeschichte
- persönlichen Haltungen und Meinungen
- Beziehungen, Ehe, Kindererziehung
- Erzählungen aus der Vergangenheit, die einen selbst betreffen etc.

Ad 2: Aufmerksamkeit, die die einzelnen Teilnehmer benötigen

Je mehr Aufmerksamkeit der Gruppenleiter für die Einzelnen braucht, desto kleiner (und auch geschlossener) sollte die Gruppe sein. Je autonomer die Teilnehmer agieren können, desto größere Gruppenzahlen (und offenere Settings) sind möglich. Viel Aufmerksamkeit benötigen

- Teilnehmer mit kognitiven Einschränkungen sowie
- Teilnehmer mit eingeschränkter Orientiertheit.

Außerdem gilt:

- Es sollen nach Möglichkeit Teilnehmer und Teilnehmerinnen mit **ähnlichen kognitiven Fähigkeiten** in einer Gruppe sein.
  Grund: Dies vereinfacht dem Gruppenleiter die Unterstützung und Programmgestaltung. Teilnehmer mit gut ausgeprägten kognitiven Fähigkeiten langweilen sich nicht und Teilnehmer mit Einschränkungen haben nicht das Gefühl, nichts zu können.

- Es sollen möglichst Teilnehmer und Teilnehmerinnen mit **ähnlichen motorischen Fähigkeiten** in einer Gruppe sein.
  Grund: Die Programmgestaltung ist dann einfacher, und Teilnehmer mit Einschränkungen wären neben solchen ohne Einschränkungen sehr mit ihren Defiziten konfrontiert.

Ausnahmen: Es kommt vor, dass Menschen (gerade wenn es um motorische Einschränkungen geht) nichts dagegen haben, in Gruppen mitzumachen, in denen die Fähigkeiten sehr unterschiedlich sind. Es kann sich auch ergeben, dass sie von anderen unterstützt werden, denen das wiederum Freude macht. Es muss dann aber darauf geachtet werden, dass diese Hilfe auch tatsächlich erwünscht ist und sich auch wirklich alle in der Gruppe wohlfühlen.

10.1.2 Gruppenprozesse

Gruppen durchlaufen in der Regel **bestimmte Phasen** (vgl. Joppig 2009). Diese Phasen sind Teil des Prozesses, den die Gruppen im Zuge mehrmaliger Treffen erleben. In einem gewissen Rahmen gilt das – wenn es auch nicht immer lange dauern muss – auch für den Ablauf einer *einzelnen* Gruppenveranstaltung. Man unterscheidet:

1. die Phase des Anfangens
2. die Phase der Orientierung
3. die Phase der Vertrautheit und Anpassung
4. die Phase der Auflösung

Ad 1: Die Phase des Anfangens

Hier „beschnuppern" die Teilnehmer einander und versuchen, einander kennenzulernen. Sie sind auch gespannt, wie die Atmosphäre ist, was geschehen wird, wer die Gruppe leitet, wie er das tut usw.

Aufgabe der Gruppenleitung ist hier, sich vorzustellen, zu sagen, was auf die Gruppe zukommen wird, eine entspannte, lockere Atmosphäre zu schaffen (Humor ist dazu ein besonders wirksames Mittel) und Kommunikation unter den Teilnehmern zu ermöglichen, vielleicht durch ein Kennenlern-Spiel. Besonders empfehlenswert ist die Einführung eines Anfangsrituals (vgl. Kap. 8.1).

Ad 2: Die Phase der Orientierung

Hier überlegen die Teilnehmer, was sie von sich preisgeben bzw. was sie in die Gruppe einbringen wollen. Mehr oder weniger bewusst werden sie die eigenen Fähigkeiten mit denen der anderen Teilnehmer vergleichen, vielleicht gibt es auch Unsicherheiten. Es ist auch möglich, dass Teilnehmer diese Unsicherheiten durch unterschiedliche Verhaltensweisen kompensieren wollen (z. B. viele Fragen stellen, Kritik äußern usw. – und wieder ohne dass ihnen das bewusst ist).

Aufgabe der Gruppenleitung ist hier, allfällige neue Mitglieder vorzustellen und ihnen das Einfinden zu erleichtern, Unsichere zu entlasten und wieder Orientierung zu bieten. Gut ist es z. B., zu betonen, dass niemand etwas sagen, erzählen oder tun muss, das er absolut nicht möchte.

Ad 3: Die Phase der Vertrautheit und Anpassung

Hier entsteht ein Wir-Gefühl. Die Teilnehmer kennen einander ein wenig, haben vielleicht Unsicherheiten aufgegeben und konzentrieren sich gemeinsam auf das Angebot. Aufgaben des Gruppenleiters sind hier, diese Atmosphäre zu erhalten, wieder Möglichkeiten zur Kommunikation untereinander zu schaffen, wenn möglich mit Humor aufzulockern und Neugierde zu wecken.

Möglich ist nun auch, dass es im Rahmen der Anpassung der Gruppenmitglieder an gemeinsame Ziele zu recht starren Einstellungen (einer Art überschießendes Wir-Gefühl) kommt, die zur Folge haben, dass andere Meinungen nur schlecht geduldet bzw. auch neu hinzukommende Teilnehmer nur schwer eingelassen werden. Aufgabe des Gruppenleiters wäre hier, ausgleichend zu wirken und wenn nötig auch einmal ein freundlich-humorvolles Machtwort zu sprechen, z. B. dass alle Meinungen stehen bleiben dürfen und auch Neuankömmlinge willkommen sind.

Ad 4: Die Phase der Auflösung

Gruppen lösen sich auf, wenn ihr „Auftrag“ erfüllt ist (bei der Einzelveranstaltung also dann, wenn die Einheit beendet ist) oder aber wenn die Teilnehmer immer weniger werden – im ungünstigen Fall auch, weil das Ziel nicht erreicht wurde oder es zu keiner Vertrautheit gekommen ist. Sollte einmal eine einzelne Gruppenveranstaltung nicht funktionieren, so ist das kein Drama. Das Geschehen kann vom Gruppenleiter nachreflektiert werden und er kann überlegen, was er hätte anders machen können bzw. was beim nächsten Mal anders zu machen ist. Zum Beispiel könnten zu viele Klienten teilgenommen haben (dann wäre die Anzahl zu reduzieren) oder die Kommunikation ist nicht geglückt – vielleicht waren die Themen zu hochschwellig oder die Fähigkeiten und Fertigkeiten der einzelnen Teilnehmer zu unterschiedlich (dann wäre hier anzupassen).

Kommen zu einer Gruppenveranstaltung grundsätzlich immer weniger Teilnehmer, muss man überlegen, ob es an den Umständen (z. B. ungünstige Zeit, die Teilnehmer können die Veranstaltung nicht erreichen) oder am Aufbau der Einheit liegt (z. B. das Thema interessiert nicht ausreichend, vielleicht ist aber auch einfach die Akustik schlecht und der Gruppenleiter wird nicht verstanden). Manchmal ist es auch hilfreich, wenn die Leitung einer Gruppe anfangs im Team (zu zweit) stattfindet, sodass der Gruppenleiter durch die Beobachtungen seines Kollegen unterstützt wird. Oft ist es – gerade am Anfang – nicht leicht, einerseits durch das Programm zu führen und andererseits auch selbst die Rolle des Beobachters zu übernehmen.

10.1.3 Grundsätze der Arbeit mit Gruppen

Für die Arbeit mit Gruppen gibt es bestimmte Grundsätze, die immer gelten sollen und denen sich eine Gruppenleitung verpflichtet fühlen soll. Dies sind (nach Joppig 2009):

1. die Gruppe dort abholen, wo sie ist;
2. auf die einzelnen Teilnehmer eingehen;
3. die Fähigkeiten der Teilnehmer nutzen;
4. mit der Gruppe gemeinsam entscheiden;
5. die Zusammenarbeit fördern.

Ad 1: Die Gruppe dort abholen, wo sie ist

Es gilt, sich zuerst ein Bild über bestimmte Haltungen und weiter über die Fähigkeiten und Fertigkeiten (je nachdem, was bei der Arbeit in der Gruppe gefragt ist) der Teilnehmer zu machen. Ebenfalls von Bedeutung sind ihre Interessen, aber auch die Einstellung zu dem, was in der Gruppe geschehen soll. So kann, gerade bei Älteren, die Haltung dem Lernen gegenüber (bzw. zu allem, was an Schule erinnert) anders aussehen als bei Jüngeren. Eventuell ist das Lernen hier wesentlich stärker mit Unsicherheit oder sogar Angst besetzt. Es gilt herauszufinden, ob die Teilnehmer Sorge haben, z. B. bei einer Gedächtnisrunde etwas nicht zu wissen, und das Setting dann entsprechend zu gestalten. Besonders gut geeignet ist die offene Form der Gestaltung, bei der jeder, der etwas weiß, es sagen kann, wobei die Fragen oder Themen einfach „in die Gruppe geworfen" werden.

Ad 2: Auf die einzelnen Teilnehmer eingehen

Hier ist es wichtig, dass die Gruppenleiterin das richtige Maß findet. Einerseits muss man die gesamte Gruppe im Auge behalten, andererseits dürfen Einzelne nicht zu kurz kommen. Möchte man aber auch Ruhigeren Raum geben, sich zu beteiligen, *und* sie vielleicht nicht direkt ansprechen (um der Sache keinen schulischen Charakter zu verleihen), können jene, die sich immer recht schnell melden, mit einem freundlichen Kompliment ein wenig vertröstet werden, z. B.: „Frau F., ich weiß, dass Sie besonders schnell sind, aber warten wir noch ein wenig mit der Lösung". So erfährt Frau F. einerseits, dass man über ihre Fähigkeiten Bescheid weiß, und andererseits gibt es mehr Raum für andere Teilnehmer.

Ad 3: Die Fähigkeiten der Teilnehmer nutzen

Stellt man als Gruppenleiterin fest, dass jemand etwas besonders gut kann, so ist es möglich, ihm eine Aufgabe zuzuweisen, die der Gruppe und auch ihm selbst entgegenkommt. So kann er die Rolle einer „Assistenz" einnehmen und z. B. Gegenstände verteilen oder einsammeln, bei einer Bewegungsübung etwas vorzeigen oder bei Bastelarbeiten einen bestimmten Schritt gleich für mehrere Teilnehmer übernehmen.

Ad 4: Mit der Gruppe gemeinsam entscheiden

Es ist gut, wenn die Teilnehmer einer Gruppe in möglichst viele Entscheidungen einbezogen werden. Beispiele dafür sind: Wann wird eine Pause gemacht, wie wird sie gestaltet, welche Getränke werden angeboten usw. In anderen Belangen (siehe auch den nächsten Punkt zur Leitung von Gruppen) wiederum wird die Gruppenleitung Entscheidungen alleine treffen. Umso wichtiger ist es, dass es für die Teilnehmer auch Möglichkeiten gibt, mitzubestimmen. Das verhindert, dass ein Gefühl der Bevormundung aufkommt. Entscheidungen, die mit der Gruppe gemeinsam getroffen werden, können durchaus auch Teile der Programmgestaltung betreffen. Da eine allzu freie Auswahl sich oft schwierig gestaltet (zehn Vorschläge, zehn unterschiedliche Meinungen), kann es hilfreich sein, zwischen wenigen Alternativen auswählen zu lassen.

Ad 5: Die Zusammenarbeit fördern

Hier geht es nicht allein darum, das Miteinander der Gruppenteilnehmer in dem Sinn zu fördern, dass sie einander unterstützen (was natürlich auch anzustreben ist), sondern: Es geht auch darum, dass das, was miteinander im Rahmen eines Gedächtnistrainings erarbeitet (z. B. die Zutaten zum Kuchenbacken), was gemeinsam hergestellt oder miteinander gesungen wurde, ein Produkt der Aktivität *aller* ist. Es ist daher günstig, zu vermitteln, dass *alle* stolz sein können und *alle* etwas geschafft haben. Grundsätzlich können **kompetitiv** (also wettbewerbsorientiert) aufgebaute Spiele durchaus Spaß machen, aber dabei ist darauf zu achten, dass es niemanden gibt, der nie gewinnt (Möglichkeiten: Preise und Applaus auch für den Zweiten und Dritten usw.).

10.1.4 Leitung von Gruppen

Grundsätzlich gibt es folgende Führungsstile:

- den stark lenkenden Führungsstil (die Leitungsrolle wird sehr klar übernommen);
- den Laissez-faire-Stil („machen lassen“);
- den partnerschaftlichen Führungsstil (Leitung und Gruppe stehen einander als Partner gegenüber).

Selbstverständlich ist der Stil, in dem eine Gruppe geleitet wird, partnerschaftlich. Das ist aber kein Widerspruch dazu, die Teilnehmer in manchen Belangen „einfach machen“ zu lassen (derartige Elemente kommen z. B. beim Sammeln von Worten oder Vorschlägen vor; der Leiter wird vorübergehend zum Moderator, der dabei eben nur lenkend *vermittelt).* Andererseits gibt es auch Entscheidungen, die die Gruppenleitung alleine trifft (und vielleicht mit einer Portion Humor durchsetzt). Beispiele dafür wären die Entscheidung über Teile des Programms oder die Tatsache, dass die Leitung darauf achtet, dass alle aussprechen dürfen. Genauso schlecht, wie einer Gruppe alles vorzugeben, wäre schließlich auch, sie quasi allein zu lassen und nicht einzugreifen, wenn z. B. immer dieselben Teilnehmer alles vorwegnehmen und andere gar nicht zum Zug bzw. zu Wort kommen können.

Wesentlich ist jedoch, dass auch Lenkung **auf Augenhöhe** erfolgt. Insofern ist das Prinzip der Partnerschaftlichkeit *immer* gegeben, und auf dieser Ebene wird – je nachdem, was gerade geschieht – einmal mehr und einmal weniger gelenkt bzw. wird zeitweise nur vermittelt.

10.2 Vorbereitung auf die Arbeit mit Gruppen

Wer sich auf die Leitung einer Gruppe vorbereitet, muss sich zunächst an folgenden **Eckdaten** orientieren:

- Rahmen (wann, wo, Einladung)
- Teilnehmer (wer, wie viele, Fähigkeiten, Fertigkeiten, Interessen)
- Inhalte und Ziele (Was soll gemacht werden und warum?)
- Methoden (Wie soll es durchgeführt werden?)
- Mittel, Material (Womit soll es durchgeführt werden?)

Dabei ist es dann hilfreich, sich folgende Fragen zu stellen:

10.2.1 Rahmen

- Wann und wo beginnt die Gruppeneinheit?
- Wie lange dauert die Gruppeneinheit? (günstig: ungefähr 45 Minuten)
- Wie erfahren die Teilnehmer davon? (Gestaltung einer Einladung? Aushang?)
- Gibt es die Möglichkeit, Getränke oder Speisen anzubieten?
- Gibt es die Möglichkeit, Bekleidung an der Garderobe aufzuhängen?
- Ist der Weg zur Toilette barrierefrei?
- Können Tische und Sessel so gestellt werden, dass Rollstuhlfahrer gut mobil sind und sich auch zwischendurch aus dem Kreis/der Gruppe bewegen können?

10.2.2 Teilnehmer

- Wie viele Personen werden/sollen kommen?
- Welche Fähigkeiten, Fertigkeiten und Interessen haben die Teilnehmerinnen?
- Wie sieht es mit ihrer Compliance/mit der Adhärenz und Motivation aus?
- Welche Einschränkungen gibt es auf der Ebene der Kognition, (Psycho-)Motorik und Sensorik?
- Wie mobil sind sie? Gibt es Unterstützung? (Werden sie abgeholt/zurückgebracht?)
- Welche Gemeinsamkeiten haben *alle* Teilnehmer? (Interessant für die Themenwahl)
- Gibt es Teilnehmer, bei denen etwas Besonderes zu beachten ist? (Diabetiker, andere Erkrankungen, Krisen, Probleme?)
- Kann der Gruppenleiter die Teilnehmer mit Namen begrüßen? (Kennt er sie?)

10.2.3 Inhalte und Ziele

- Welches Programm soll angeboten werden und wie ist es durchzuführen?
- Ist das Programm für *alle* Teilnehmer geeignet, können unterschiedliche Rollen zugewiesen werden? Eignet es sich dafür, dass *jeder* in irgendeiner Form mitmachen kann?
- Hat das Thema einen Bezug zur Lebenswelt der Teilnehmer?
- Was könnte an Unvorhergesehenem geschehen?

10.2.4 Mittel und Material

- Was wird benötigt und in welcher Anzahl?
- Gibt es Reserven, falls mehr Teilnehmer kommen als geplant?
- Was wird außerdem benötigt? (Gläser für Getränke etc.)

10.3 Grundelemente der Arbeit mit Gruppen

Im Folgenden sollen einige Möglichkeiten für **Grundelemente** der Arbeit in Gruppen vorgestellt werden. Prinzipiell eignen sie sich auch für die Arbeit mit nur einem Klienten.

> Alle vorgestellten Elemente müssen immer an die Fähigkeiten und Fertigkeiten der Bewohner und ihre Möglichkeiten hinsichtlich Kognition, Sensorik und (Psycho-)Motorik angepasst werden.

10.3.1 Brainstorming

Gemeint ist damit, dass gesammelt wird, was den Teilnehmern zu einem Thema, einem Lied, einem Motto oder einem Stichwort einfällt. Am besten, jeder sagt, was ihm in den Sinn kommt, und der Gruppenleiter kann es vielleicht ordnen, visualisieren (= Sichtbarmachen durch Aufzeichnen, Herzeigen o. Ä.) oder anders in die Gestaltung der Einheit einbauen. Ziel des Brainstormings ist, dass in ungezwungener Atmosphäre **assoziiert** (siehe unten) wird.

10.3.2 Assoziieren, Verbinden

Assoziieren bedeutet, zu sagen, was einem zu einem bestimmten Thema, Gegenstand etc. einfällt. **Assoziation** steht für das Bauen gedanklicher Brücken (= jemand assoziiert zwei oder mehrere Dinge miteinander). Es geht darum, was jemand mit einem Wort, einer Melodie, einem Gegenstand usw. verbindet. Assoziationen können sehr persönlich sein und sind darum auch nicht immer für andere nachvollziehbar. So kann jemand mit einem Gewitter z. B. ein sehr lustiges Erlebnis verbinden.

10.3.3 Erinnern, Erkennen

Es werden bekannte Gegenstände, Lieder, Redewendungen usw. vorgestellt und es wird – gerade bei Klienten mit demenziellen Erkrankungen – überlegt, ob sie erinnert bzw. erkannt werden. Hier können unterschiedliche sensorische Ebenen eingebunden werden (visuell, auditiv, taktil-haptisch, olfaktorisch-gustatorisch; siehe Kap. 9.2.2).

10.3.4 Raten

Es werden nur Teile eines Gegenstands gezeigt, Teile eines Musikstücks gehört bzw. ein Gegenstand nur *einem* Sinn zugänglich gemacht (z. B. das Erraten von Gerüchen mit verbundenen Augen, Schmecken mit verbundenen Augen, Tasten unter einem Tuch). Auch hier können unterschiedliche sensorische Ebenen eingebunden werden (visuell, auditiv, taktil-haptisch, olfaktorisch-gustatorisch; siehe Kap. 9.2.2).

10.3.5 Fortsetzen

Hier geht es darum, etwas, das der Gruppenleiter (oder ein anderer Teilnehmer) begonnen hat, fortzusetzen. Beliebt sind dabei Sprichwörter und Redewendungen, Liedanfänge, Gedichte oder Reime. Einfacher als das Fortsetzen ist das Mitmachen – hier wird in der Gruppe z. B. mitgesungen.

10.3.6 Merken

Fast alle Übungen können um das Ziel „Merken“ ergänzt werden – wer kann (nach einer Pause) noch sagen, was vorhin erinnert, erkannt, erraten, fortgesetzt wurde?

Alle Grundelemente der Arbeit mit Gruppen können im Bedarfsfall dem Modell SOK (siehe Kap. 6) folgen: Selektion erfolgt dann dadurch, dass die Reize sowie die Anforderungen gering gehalten werden, Optimierung erfolgt durch die Möglichkeit, zu üben, und Kompensation durch den Einsatz von Merkhilfen und durch hilfreiches „Einspringen“ – der Kreativität der Gruppenleitung sind keine Grenzen gesetzt.

10.4 Gedächtnistraining – wie wird's gemacht? Formen und Settings

Einerseits kann an Gedächtniskapazität und Alltagsfähigkeiten im Zuge der Tagesstrukturierung gearbeitet werden (vgl. Kap. 12), andererseits gibt es Formen von Gedächtnistrainings, die in Gruppen stattfinden. Hier nun zum Gedächtnistraining in dieser Form; die folgenden Tipps zu Inhalt und Durchführung gründen auf den obigen Überlegungen zur Arbeit mit Gruppen.

Vorweg: Wichtig ist ein Setting, das es dem Gruppenleiter ermöglicht, alle Teilnehmer im Blick zu haben. Geeignet sind ein Sesselkreis oder eine offene Sitzgruppe, wobei aber alle, die mitmachen, nach vorne sehen können. Fingerfood, Kaffee, andere Getränke oder kleine Snacks entspannen die Atmosphäre und wirken einladend.

Umgekehrt müssen auch alle Teilnehmer das Medium (Flipchart, White-Board) sehen können, falls etwas aufgezeichnet oder geschrieben wird, bzw. müssen sie die Gegenstände sehen können, die – z. B. in Form von Erinnerungskisten (siehe Kap. 10.6.5) – gezeigt und zum Thema gemacht werden.

PRAXIS

Was gilt grundsätzlich und immer?

- Es soll keine Schul-Atmosphäre entstehen, sondern das, was im Gedächtnistraining geschieht, soll spielerisch und locker angeboten werden – Zwang oder Drängen zum Mitmachen sind *nicht* produktiv.
- Positive Verstärkung („Richtig, super!“) ist gut, übertriebenes Lob ist ungünstig, weil sich die Gruppenteilnehmer dann wie Kinder fühlen können. Am besten ist eine lockere und unbedingt partnerschaftliche Atmosphäre – Gedächtnisgruppen sollen Spaß machen!
- Das SOK-Modell (vgl. Kap. 6) soll, wenn erforderlich, zum Einsatz kommen. (Das Vorgehen ist weiter hinten unter dem Punkt „Gedächtnistraining mit demenziell Erkrankten“ erklärt; das Prinzip ist immer dasselbe.)

Was soll angesprochen werden: kristalline oder fluide Bereiche, das semantische Gedächtnis?

Überlegen Sie immer, was mit dem Training erreicht werden soll: Soll Bekanntes und Vertrautes vertieft werden (richtet man sich also an die kristallinen Anteile?) oder sollen gezielt Aufnahme und Verarbeitung von Neuem geübt werden? Dementsprechend gestaltet sich die Auswahl der Inhalte (und nicht zuletzt die Zusammensetzung von Gruppen; siehe weiter unten). „Kristalline" Inhalte wären (meist für Frauen) Themen aus dem Bereich der Haushaltsführung, des Kochens, Kuchenbackens, für Männer bestimmte handwerkliche Tätigkeiten. Für Männer und Frauen gleichermaßen geeignet sind Themenkomplexe wie die Jahreszeiten, Tiere, Pflanzen, Länder und Städte, was sich ans semantische Gedächtnis richtet.

Es gilt: **Kristalline Inhalte** dienen dem **Erhalt und der Verfestigung**, sie verschaffen Erfolgserlebnisse, ebenso der Rückgriff auf Inhalte des semantischen Gedächtnisses.

Fluide Inhalte dienen dem gezielten Training des **Umgangs mit Neuem** (das kann letztlich auch dem Erhalt von Alltagskompetenzen dienen). Dabei ist immer behutsam vorzugehen – das Gefühl, etwas nicht zu können, wirkt sich unter Umständen auf die Selbstattribuierung (siehe oben) aus, was dann zu weniger guten Leistungen führen kann, als möglich wären.

Klienten mit demenzieller Erkrankung: Arbeit mit dem Priming-System, dem Langzeit- und dem Tertiärgedächtnis bzw. dem prozeduralen Gedächtnis

Grundsätzlich eignen sich Trainings und Übungen zur Steigerung bzw. zum Erhalt der Gedächtnisleistung am besten für Menschen in einem frühen Stadium dieser Erkrankung. Hier ist ein ganz besonders spielerischer Zugang erforderlich: Es muss ein Zusammenhang mit Vertrautem hergestellt werden können. So ist es möglich, in einer Kiste oder Erinnerungskiste (siehe Kap. 10.6.5) Alltagsgegenstände – ein Marmeladeglas, eine Zuckerdose, eine Schallplatte, eine Waschrumpel ... – zu sammeln, die dann gezeigt werden, und man erinnert sich gemeinsam daran. Kann ein solcher Gegenstand benannt werden, ist das häufig schon ein Erfolg.

Ebenso können (was sehr beliebt ist) Sprichwörter vervollständigt werden, wobei die Gruppenleitung ein Sprichwort zur Hälfte vorspricht und der- oder diejenige, die es weiß, das Sprichwort ergänzt.

PRAXIS

Beispiele dafür sind:

- „Morgenstund' hat ... (Antwort: ... Gold im Mund")
- „Der Krug geht so lange zum Brunnen ... (Antwort: ... bis er bricht")
- „Man soll den Tag ... (Antwort: ... nicht vor dem Abend loben")
- „Was Hänschen nicht lernt ... (Antwort: ... lernt Hans nimmermehr")
- „Kleine Kinder, kleine Sorgen ... (Antwort: ... große Kinder, große Sorgen")
- „Neue Besen ... (Antwort: ... kehren gut")
- „Aller Anfang... (Antwort: ...ist schwer")
- „Lügen haben ... (Antwort: ... kurze Beine")
- „Aller guten Dinge ... (Antwort: ... sind drei")
- „Jedem Menschen recht getan ... (Antwort: ... ist eine Kunst, die niemand kann")
- „Übermut ... (Antwort: ... tut selten gut")
- „Den Letzten beißen (Antwort: ... die Hunde")

usw.

Vielleicht können auch weitere Sprichwörter und Redensarten gesammelt werden, die dann in die nächsten Stunden einfließen.

Ebenso gut eignet sich das Buchstabenspiel: Tiere mit „A" (Ameise, Amsel ...), Tiere mit „B" (Biene, Bär ...) usw. Freilich kann man das auch mit den Namen von Ländern, Pflanzen oder Städten probieren. Nachdem sowohl die Sprichwörter als auch die Städte-, Tier- oder Pflanzennamen dem Langzeitgedächtnis sowie dem semantischen Gedächtnis entstammen, eignen sich derartige Übungen für Klientinnen und Klienten mit demenziellen Erkrankungen in frühen bzw. leichten Stadien.

Das Einbinden des prozeduralen Gedächtnisses kann in Form von Spielen stattfinden. Es geht dabei dann um Alltagsfähigkeiten, die gefragt sind.

PRAXIS

Beispiele dafür sind:

- Maschen von Schuhen zubinden;
- Wäsche aufhängen (ein kleines Holzgestell oder ein Wäscheständer, Klammern und Wäschestücke werden vorbereitet);
- Kartoffel schälen;

- Obst schälen und schneiden, gemeinsam einen Obstsalat machen;
- gemeinsames Kochen;
- gemeinsames Ausstechen von Keksen (mit vorbereitetem Teig; es brauchen dann außerdem nur Mehl für die Arbeitsfläche, ein Nudelwalker und Formen mitgebracht zu werden, danach werden die Kekse gebacken);
- Striezel-Flechten (und -Backen), wobei ein fertiger Striezelteig mitgebracht wird.

PRAXIS

Was ist beim Gedächtnistraining mit demenziell Erkrankten zu beachten?

- Besonders bei demenziell Erkrankten müssen Themen aus dem Langzeit- bzw. dem Tertiärgedächtnis gewählt werden;
- die Zeitspanne, in der die Teilnehmer sich konzentrieren können, ist gering – eine dreiviertel Stunde wäre schon eine recht lange Einheit, und dieser Zeitraum stellt in der Regel das Maximum der Dauer einer solchen Einheit dar;
- Anfang und Ende der Einheit sollen mit einem Ritual (Begrüßung, Abschiedslied) eingeleitet werden;
- es darf zu keiner Überflutung mit Reizen kommen, das würde die Teilnehmer überfordern;
- das Modell SOK (siehe Kap. 6) ist hier besonders wichtig:
  - Selektion (= weniger verschiedene Inhalte und Themen)
  - Optimierung (= viel Gelegenheit zum Wiederholen)
  - Kompensation (= über Lücken und Wortfindungsstörungen hilft die Gruppenleitung hinweg).

In Kap. 10.6 sind zehn Beispiele für abwandelbare Aktivierungseinheiten vorgestellt, die auch Gedächtnistrainings-Spiele enthalten.

Eine Vielzahl von Aktivierungsmöglichkeiten findet sich z. B. unter http://mal-alt-werden.de/.

10.5 *Kreatives Gestalten, Musizieren, Bewegungsrunden, Kochen – was ist zu beachten?*

10.5.1 *Kreatives Gestalten*

Unter kreativem Gestalten soll hier alles verstanden werden, was *nicht* als Gedächtnistraining aufgebaut ist, sondern wo etwas hergestellt wird.

Es gibt viele Möglichkeiten, Arten des Gestaltens zu unterscheiden; eine davon ist folgende:

1. Gestalten mit Papier;
2. Gestalten mit klassischen Handarbeiten;
3. Gestalten mit Materialien aus der Natur;
4. Gestalten mit unterschiedlichen Materialien (z. B. Collagen).

Die folgende Aufzählung ist nur stichwortartig und beispielhaft, soll aber Möglichkeiten aufzeigen, die beliebig erweitert oder umgewandelt werden können.

Ad 1: Gestalten mit Papier

Hier kann z. B. mit buntem Tonpapier, Karton, Stanniolpapier, Seidenpapier oder ähnlichem Material gearbeitet werden. Es können themenbezogene Plakate, Wandzeitungen, Poster oder Zeichnungen angefertigt werden. Wird ausgeschnitten, ist zu überlegen, ob die Teilnehmer die motorischen Fähigkeiten dazu haben.

Es können auch Spiele gebastelt werden (z. B. Memory), wobei sich statt Karton als Untergrund Moosgummi oder Filz besonders gut eignen, da diese Karten sehr gut auch von Menschen mit feinmotorischen Einschränkungen angefasst und umgedreht werden können. Als Motive eignen sich bekannte Sehenswürdigkeiten oder Alltagsgegenstände bzw. auch Speisen und Getränke „von früher“, ebenso Tiermotive.

Ad 2: Gestalten mit klassischen Handarbeiten

Hier kann (was eher für Frauen interessant ist) mit Wolle, Fäden, vielleicht mit Filz gearbeitet werden. Es bieten sich je nach den Fähigkeiten der Teilnehmer Knüpf- oder Fädelarbeiten sowie natürlich das klassische Stricken oder Häkeln an (evtl. mit sehr großen Nadeln und dicker Wolle).

Ad 3: Gestalten mit Material aus der Natur

Hier könnte mit Ästen, Zweigen, getrockneten Blumen, Bast, Kastanien, Blättern, Zierkürbissen, Bohnen etc. gearbeitet werden. Möglich ist z. B. das Anfertigen von Gestecken oder Adventskränzen, von mit bunten Linsen oder Bohnen befüllten Ziergläsern, von Mosaiken in Holzrahmen u. v. m.

Ad 4: Gestalten mit unterschiedlichen Materialien

Hier kann man „Themenkisten" herstellen, die mit unterschiedlichen Dinge befüllt (und z. B. im Gedächtnistraining wieder ausgepackt) werden. Besonders gut eignet sich die Arbeit mit unterschiedlichen Materialien auch für die Herstellung von Collagen zum Aufhängen. Sie können ebenfalls themenbezogen sein, z. B. Kochen, Kino, Sonntagsausflug, Herbst, Fische u. v. m.

PRAXIS

Zu beachten ist dabei immer:

- Je weniger orientiert bzw. je stärker kognitiv eingeschränkt die Klienten sind, desto wichtiger sind sensorische Reize, bei denen auf die **Erkennbarkeit** geachtet werden muss. Günstig ist dabei eine Anbindung an Bekanntes, weil die Teilnehmer etwas damit verbinden – z. B. ist das Binden eines Adventskranzes wahrscheinlich besser (weil bekannter) als Tätigkeiten, die noch nie zuvor durchgeführt wurden. (Das ist im Einzelfall aber immer auszuprobieren.)
- Gut ist es, wenn beim kreativen Gestalten eine Anbindung an das saisonale Geschehen (Feste, Feierlichkeiten, z. B. Ostern, Frühlingsbeginn, Weihnachten usw.) gegeben ist, da dies die zeitliche Orientierung fördert.
- Ebenso wie Teilnehmerinnen mit kognitiven Einschränkungen nicht überfordert werden sollen, dürfen solche mit ausgeprägten Fähigkeiten nicht unterfordert werden. Sie können, wenn gewünscht, unterstützende Rollen in der Gruppe übernehmen und sollen an ihre Fähigkeiten und Fertigkeiten angepasste, komplexere Gestaltungsmöglichkeiten erhalten.

10.5.2 Musizieren

Gemeinsames Musizieren ist eine beliebte Form der Aktivierung. Wenn auch viele Teilnehmer Hemmungen haben, zu singen, so hören sie doch oft gerne zu. Und – früher wurde mehr und häufiger gesungen. Es gilt: Wer mitmachen will, macht mit, wer zuhören will, hört zu.

PRAXIS

Zu beachten ist:

- wenn der Gruppenleiter ein Instrument spielt, soll dieses ihm den Blickkontakt mit der Gruppe erlauben (sehr gut geeignet sind z. B. die Gitarre oder Orff-Instrumente, weniger geeignet wäre etwa die Blockflöte);

- Liedtexte sollen im Großdruck vorhanden sein;
- wenn das Singen von Texten die Teilnehmerinnen überfordert, können die Strophen auch nur mit „La la la“ gesungen werden;
- man kann zuerst auch einen Liedanfang vorspielen, worauf die Gruppe dann einstimmt (das erleichtert das Beginnen);
- auch hier ist eine Anbindung an das saisonale Geschehen günstig (z. B. Frühlings- oder Weihnachtslieder);
- Musik kann auch zu großer Rührung führen, die den Betroffenen unangenehm ist (z. B. Weihnachtslieder) – hier ist Sensibilität aufseiten der Gruppenleitung erforderlich, damit niemand (auch emotional) überfordert wird.

10.5.3 Bewegungsrunden

Ebenfalls beliebt sind Bewegungsrunden, zu denen es prinzipiell eine Fülle von Literatur und Anleitungen gibt.

- Möglich sind Aktivierungseinheiten, die die Ausdauer, Geschicklichkeit, Koordinationsfähigkeit bzw. auch Psychomotorik ansprechen;
- in der Regel werden die Übungen erst vorgezeigt und dann gemeinsam in der Runde nachgemacht;
- der Gruppenleiter muss alle Teilnehmer im Blick und zuvor erhoben haben, welche Einschränkungen und Erkrankungen unter den Gruppenmitgliedern vorliegen.

Bekannt sind unterschiedliche Formen des **Sitztanzes**, bei denen im Sitzen bzw. auch im Rollstuhl Bewegungen mit z. B. Armen, Händen, Fingern, Hals oder Kopf ausgeübt werden können. Zum Einsatz bei Bewegungsrunden eignen sich – je nach Fähigkeiten/Fertigkeiten der Teilnehmer – Bälle, Tücher, Hölzer, Reifen, Bänder o. Ä.

Eine weitere Möglichkeit besteht darin, die Aktivierung mit Musikstücken oder **Bewegungsgeschichten** zu verbinden (siehe z. B. www.bewegungsgeschichte.de). Dabei wird ein Lied vorgespielt, eine Geschichte erzählt oder ein Gedicht vorgetragen, und zu bestimmten Passagen – oder sobald bestimmte Worte fallen – wird von allen eine zuvor vereinbarte Bewegung durchgeführt. Einfache Musikstücke lassen sich gut mit Bewegungsübungen kombinieren, sofern das für die Teilnehmer kein „Zuviel“ an Reizen darstellt.

10.5.4 Kochen

Nicht nur das Kochen selbst, schon der Umgang mit Nahrungsmitteln ist ein haptisch-olfaktorisch-gustatorischer Reiz, der den Tast-, Geruchs- und Geschmackssinn anspricht. Weiters wirkt das gemeinsame Zubereiten von Mahlzeiten tagesstrukturierend bzw. bietet auch Orientierung zur Jahreszeit, etwa durch das saisonale Vorkommen bestimmter Obst- oder Gemüsesorten, durch bestimmte Bräuche wie Keksbacken zur Weihnachtszeit, Eierbemalen zu Ostern usw.

Kochen mit Gruppen bedarf guter **Vorbereitung**. Es muss überlegt werden, wer welche Tätigkeiten übernehmen kann und wo es – etwa für demenziell erkrankte Teilnehmer – vielleicht Gefahrenquellen gibt (heißes Wasser, Herdplatte, Messer o. Ä.).

Bewährt hat sich das sogenannte **Komponenten-Kochen**, das auch dem Modell des SOK (siehe Kap. 6 entspricht): Teile des zuzubereitenden Menüs werden von der Küche geliefert (z. B. Haupt- und Nachspeise, und es wird nur die Suppe gemeinsam gekocht).

10.6 Zehn abwandelbare Beispiele für die kreative Aktivierung oder Re-Aktivierung

Die folgenden Beispiele für kreative Aktivierung verstehen sich nur als grober Rahmen – sie können je nach Setting, Gruppengröße, Fähigkeiten, Fertigkeiten und Interessen der Teilnehmer abgewandelt werden.

10.6.1 Assoziationsspiel mit Buchstaben oder Farben

Gruppengröße

Je nach den Ressourcen der Teilnehmerinnen am besten fünf bis zehn Personen; auch Einzelarbeit ist sehr gut möglich.

Material

- eine Buchstabenkarte (groß)
- eine Tafel, an der etwas befestigt werden kann (z. B. Pinnwand, Magnettafel)
- evtl. ein Flip-Chart

Durchführung

Die Angebotsleiterin stellt sich vor die Gruppe und eröffnet das Thema „Buchstabe" (z. B. das A), indem sie den Buchstaben an der Tafel befestigt oder evtl. auch einfach nur auf das Flip-Chart schreibt. Nun sagen die Teilnehmer Worte mit diesem Buchstaben – je nach Setting reihum oder aber es wird gerufen, was einem einfällt.

Variationen

Statt der Buchstaben kann auch mit Farben gearbeitet werden: Was ist blau? Was ist gelb?

Prinzip des Angebotes

„Brainstorming" – was fällt uns zum jeweiligen Thema ein, woran erinnern wir uns gerne/weniger gerne?

10.6.2 Biografisches Würfelspiel

Gruppengröße

Je nach den Ressourcen der Teilnehmerinnen am besten fünf bis zehn Personen.

Material

- ein Spielbrett aus Karton, am besten foliert – darauf sollen Felder bezeichnet sein, auf denen man mit einer Spielfigur entlanggehen kann; einige Felder haben eine besondere Markierung, z. B. eine bestimmte Farbe
- ein großer Würfel
- große Spielfiguren (so viele wie Teilnehmerinnen)
- Fragekärtchen mit Fragen wie: „Wann habe ich einmal sehr gelacht?", „Wann habe ich mich sehr geärgert?", „Was habe ich im Sommer gerne gemacht?", „Gibt es ein Tier, das ich sehr gemocht habe?" etc.

Durchführung

Alle Teilnehmer würfeln reihum. Wer an der Reihe ist, legt die Punktezahl, die er gewürfelt hat, auf dem Spielbrett zurück. Wer auf ein besonders markiertes Feld kommt, zieht eine Fragenkarte vom Stapel und beantwortet die Frage.

Variationen

Die Frage kann auch von allen Teilnehmern beantwortet werden. Eine andere Möglichkeit ist, das Spiel als Ratespiel zu gestalten – statt der biografischen Fragen befinden sich dann andere Fragen auf den Kärtchen.

Prinzip des Angebotes

Je nach Variation: Biografiearbeit (nur angenehme Erinnerungen) oder aber Erinnern, Raten, Fragen beantworten.

10.6.3 Der Frühling kommt

Gruppengröße

Je nach den Ressourcen der Teilnehmer am besten fünf bis zehn Personen.

Material

Entweder

- eine Tafel, an der man etwas befestigen kann (Pinnwand, Magnettafel)
- Bildmaterial mit Frühlingsblumen, Sonne, Utensilien zur Gartenarbeit, einem Marmeladeglas etc.

oder

- Flip-Chart
- Stifte

Durchführung

Der Angebotsleiter stellt sich vor die Gruppe und eröffnet das Thema „Frühling“ z. B. mit den Worten: „Der Frühling kommt“. Danach erfolgt eine Aufforderung, sich an den Frühling zu erinnern. Was haben wir im Frühling immer gemacht? Frühlingsputz, Pflanzen setzen, Gartenarbeit, Blumen pflücken, Marmelade kochen, spazieren gehen …

Entweder werden die Dinge, die genannt werden, von der Angebotsleiterin (oder einer Teilnehmerin) an der Tafel befestigt

oder die genannten Dinge werden von der Angebotsleiterin (oder einer Teilnehmerin) auf das Flip-Chart geschrieben.

Variationen

Der Herbst kommt, der Winter kommt, der Sommer kommt etc. Je nach den Ressourcen der Teilnehmer kann man auch mit den Farben von Frühlingsblumen arbeiten (z. B. wenn weniger Ressourcen vorhanden sind). Es kann auch mit Düften gearbeitet und es können Pflanzen mitgebracht und berührt werden.

Prinzip des Angebotes

„Brainstorming“ – was fällt uns zum jeweiligen Thema ein, woran erinnern wir uns gerne/weniger gerne?

10.6.4 Duftgläser

Gruppengröße

Je nach den Ressourcen der Teilnehmerinnen am besten fünf bis zehn Personen; auch Einzelarbeit ist sehr gut möglich.

Material

Gläser, die mit Kork oder einem Deckel verschlossen sind (erhältlich in einem Geschäft für Bastelbedarf), darin befinden sich intensiv riechende, bekannte Kräuter oder Tees (z. B. Kamille, Pfefferminz, Basilikum, Thymian etc.). Für den einmaligen Gebrauch können auch intensiv duftende Obststücke in das Glas gegeben werden; es ist dann darauf zu achten, dass man sie nicht sehen kann (evtl. kann man dafür kleine Plastikdosen verwenden).

Durchführung

Der Angebotsleiter schraubt ein Glas auf und hält es der Teilnehmerin hin – sie soll am Geruch erraten, worum es sich handelt.

Variationen

Kombination mit Schmecken und Erraten.

Prinzip des Angebotes

Wiedererkennen, Erraten.

10.6.5 Erinnerungskiste

Gruppengröße

Je nach Setting Arbeit mit nur einer Teilnehmerin – evtl. mit Angehörigen – oder aber in der Kleingruppe mit bis zu fünf Personen.

Material

- eine Kiste (z. B. ein Schuhkarton oder eine Kiste aus dem Bastelgeschäft etc.) – sie muss verschließbar, stabil und so groß sein, dass verschiedene Gegenstände hineinpassen

sowie entweder

- Gegenstände, die vom Teilnehmer bzw. von den Angehörigen genannt und bereitgestellt werden (= individuelle Erinnerungskiste) *oder*

- Gegenstände zu einem Thema (= Erinnerungskiste des Angebotsleiters für die Gruppe)

Durchführung

Entweder ...

der Angebotsleiter sammelt mit einem/für einen Teilnehmer persönliche Gegenstände (auch gemeinsam mit dem Angehörigen) und nutzt die Kiste dann für Erinnerungsarbeit, die das Ziel hat, angenehme Gefühle zu wecken. Es soll sich also um Gegenstände handeln, die für jemanden persönliche Bedeutung haben. Diese Variante eignet sich besonders gut für Demenzbetroffene.

oder ...

die Angebotsleiterin stellt zu bestimmten Themen (Haare/Friseur, Kochen, Backen, Winter, Briefeschreiben etc. – man sieht, die Möglichkeiten sind fast unbegrenzt) eine Erinnerungskiste zusammen und arbeitet dann in der Gruppe damit – siehe auch „Variationen".

Variationen

Die Angebotsleiterin stellt die Kiste in der Gruppe auf den Tisch, nennt das Thema der Erinnerungskiste und stellt die Frage: „Was wird da drinnen sein?"

Die Teilnehmerinnen können auch in die Kiste greifen und versuchen, einen Gegenstand zu ertasten. Eine weitere Möglichkeit ist, dass jemand die Kiste ausräumt und – je nach Ressourcen – die Gegenstände darin benennt und dazu spricht (das ist auch mit einer persönlichen Kiste möglich).

Prinzip des Angebotes

Je nach Variation: Erinnern, Raten, Tasten, Wiedererkennen, Assoziieren etc.

10.6.6 Gegenstände erfühlen – Tiere

Gruppengröße

Je nach den Ressourcen der Teilnehmerinnen am besten höchstens fünf Personen.

Material

- ein großes Tuch/Decke
- Tiere aus Plastik (aus dem Spielzeuggeschäft)

Durchführung

Die Teilnehmerinnen sitzen um einen Tisch. Auf dem Tisch unter einem Tuch liegen die Tiere. Eine Teilnehmerin greift unter das Tuch, nimmt ein Tier und versucht zu erraten, welches Tier das ist. Das Tier kann auch weitergegeben werden und die nächste Teilnehmerin versucht es. Dann wird das Tier herausgenommen, um zu sehen, ob richtig geraten wurde.

Variationen

Es können auch andere Gegenstände verwendet werden. Wichtig ist, dass sie markant sind, z. B. eine Giraffe mit langem Hals, ein Elefant mit Rüssel, ein Schwein etc.

Relativ schwierig – und darum für Teilnehmerinnen mit ausgeprägten kognitiven Ressourcen geeignet – ist es, wenn die Materialien gleichartig sind, z. B. lauter Plastiktiere. Einfacher wird es, wenn die Materialien „typisch“ und auch unterschiedlich sind, z. B. ein Päckchen Butter, eine Serviette, ein Löffel, ein Marmeladeglas etc. Einfacher ist es auch, wenn die Gegenstände thematisch geordnet sind (z. B. alles, was mit dem Frühstück zu tun hat).

Prinzip des Angebotes

Tasten und Fühlen.

10.6.7 Karten aufdecken – Memory

Gruppengröße

Je nach den Ressourcen der Teilnehmerinnen fünf bis zehn Personen.

Material

Memorykarten, z. B. zehn Gegenstandspaare (am besten sind natürlich „alte“ und bekannte Gegenstände – eine Juke-Box, ein Grammofon, eine Waschrumpel etc. – oder aber Sehenswürdigkeiten, die regional gut bekannt sind). Große Bilder, immer zwei gleiche, werden auf Karton geklebt. Auf den Karton kommt als Rückseite z. B. Moosgummi oder Filz (aus einem Geschäft für Bastelbedarf) – das macht die Karten dicker und leichter anzufassen und aufzunehmen.

Durchführung

Die Teilnehmerinnen sitzen um einen Tisch, die Karten liegen umgedreht darauf. Reihum versucht jeder, ein Kartenpaar mit zwei gleichen Motiven aufzudecken. Ist das gelungen, darf der Teilnehmer das Paar behalten.

Variationen

Je weniger Karten es insgesamt gibt, desto einfacher ist es (und umgekehrt).

Je mehr Karten aufgedeckt werden dürfen, desto einfacher ist es (und umgekehrt).

Sind die Karten in einem Block oder in Reihen angeordnet, ist es einfacher, sind sie wahllos aufgelegt, ist es schwieriger.

Prinzip des Angebotes

Erinnern, Wiedererkennen, Merken.

10.6.8 Musik-Quiz

Gruppengröße

Je nach den Ressourcen der Teilnehmerinnen bis zu 20 Personen – evtl. auch ein ganzer „Tagraum".

Material

- ein CD-Player
- Schlager-CDs mit Musik der 50er-, 60er- und 70er-Jahre des 20. Jahrhunderts, z. B. Peter Alexander, Conny Francis, Peter Kraus, Heino etc.

Durchführung

Die Angebotsleiterin spielt ein Lied vor – wer kennt es und wer kann den Sänger/Titel nennen? (Es empfiehlt sich, nicht reihum, sondern die ganze Gruppe zu fragen.) Kennt jemand alle Lieder und weiß „immer", was gespielt wird, so kann man ihn zum Schiedsrichter machen: „Achten Sie mit mir darauf, wer jetzt der Erste ist", damit auch andere zum Zug kommen.

Variationen

Es wird danach mitgesungen – es wird entweder das ganze Lied oder nur ein Teil gespielt.

Prinzip des Angebotes

Erinnern, Mitsingen, Erkennen, Raten.

10.6.9 Sprichwörter (Redewendungen) ergänzen

Gruppengröße

Je nach den Ressourcen der Teilnehmerinnen am besten fünf bis zehn Personen.

Material

Eine Sammlung bekannter Sprichwörter und Redewendungen, z. B.

- Der Krug geht so lange zum Brunnen, bis er bricht
- Morgenstund' hat Gold im Mund
- Man soll den Tag nicht vor dem Abend loben
- Alte Besen kehren gut

etc.

(Österreichische Redewendungen findet man z. B. auf: *www.bk-luebeck.eu/sprichwoerter-oesterreich.html* bzw. siehe auch Kap. 10.4)

Durchführung

Die Angebotsleiterin stellt sich vor die Gruppe und sagt den Anfang eines Sprichwortes/einer Redewendung, z. B.: „Der Krug geht ... so lange ...", „Morgenstund ... hat ...". Die Teilnehmer ergänzen die Redewendung/das Sprichwort.

Man kann dann auch darüber sprechen, was es bedeutet.

Variationen

Es können auch Auszählreime aus der Kindheit verwendet werden.

Prinzip des Angebotes

Wiedererkennen, Raten, Fortsetzen.

10.6.10 Themenstunde: Früchte

Gruppengröße

Je nach den Ressourcen der Teilnehmerinnen bis zu 15 Personen.

Material

- Früchte, am besten echte
- evtl. ein Tuch

Wichtig ist, dass sowohl bekannte als auch weniger bekannte Früchte vorhanden sind, also etwa Apfel, Birne, Banane, Kiwi, Orange, Zitrone, Melone, Weintrauben, aber auch Sternfrucht (Karambole), Pitahaya etc.

Durchführung

Die Angebotsleiterin stellt sich vor die Gruppe und eröffnet das Thema „Früchte" z. B. mit den Worten: „Ich habe etwas mitgebracht" – und hält die erste Frucht hin. Der Reihe nach können nun Früchte gezeigt werden – erst die bekannten, einfachen, zwischendurch aber immer wieder auch neue, weniger bekannte.

Nun kann gefragt werden:

- Was macht man mit diesen Früchten? Marmelade, Kuchen, Tee?
- Wie schmecken sie? Süß, sauer?
- Kann man sie roh essen oder nicht?
- Was haben sie gekostet?
- Gab es sie früher, gab es sie nicht?
- Mögen Kinder diese Frucht oder nicht?

Variationen

Im Prinzip gibt es hier enorm viele Möglichkeiten und Settings. Zum Beispiel kann eine Frucht auch unter einem Tuch verborgen werden und die Angebotsleiterin lässt die Frucht erraten, indem – je nach den Ressourcen der Klienten – die Teilnehmerinnen fragen: „Ist die Frucht rot? Rund? Süß? Sauer?" Die Angebotsleiterin antwortet dann mit „ja" oder „nein".

Es können auch Fruchtstücke zum Erraten angeboten werden, evtl. mit „Mund auf, Augen zu" etc.

Prinzip des Angebotes

Erinnern, Neues erfahren, Verbinden von unterschiedlichen Erinnerungen – Geschmack, Preis etc.

Wiedererkennen, Raten.

Unterstützung bei der Alltagsbewältigung

11 Aktivitäts- und interaktionsorientierte Biografiearbeit: ein Beitrag zum Erhalt von Lebensrollen

Für das folgende Kapitel wird davon ausgegangen, dass die Grundlagen der Biografiearbeit bereits bekannt sind, da sie im Rahmen der Ausbildung in der Pflegehilfe erworben werden. Hier ist darum nur eine kurze wiederholende Einführung ins biografische Arbeiten gegeben.

Grundsätzliche Funktionen von Biografiearbeit im Rahmen geriatrischer Pflege und Betreuung sind:

- Gewohntes (im Sinne von Vertrautem) anzubieten: Dadurch kommt es zu einer Erleichterung der Orientierung, unter Umständen auch zu einer Erhöhung des Wohlbefindens;
- Verstehen zu ermöglichen: Warum verhält sich jemand, wie er sich verhält?;
- Gestaltung von Pflege- und Betreuungsangeboten, die auf die Lebensgeschichte bezogen sind (z. B. im Rahmen der Aktivierung);
- Entlastung: Jemand kann z. B. erzählen und es wird ihm zugehört;
- Zugehörigkeit: Durch Erzählungen und dadurch, dass Menschen in früheren Rollen wahrgenommen werden, kann es zu einem positiven Gefühl der Zugehörigkeit kommen (z. B. „Wir Köchinnen“);
- Motivation zu ermöglichen bzw. zu verstärken („Wer seine Beine bewegen soll, muss zuerst die Seele bewegen“ – vgl. z. B. Böhm 1999b; vgl. z. B. auch Matolycz 2013).

Grundlegende Ansätze von Biografiearbeit sind:

- **Gesprächsorientierte Biografiearbeit**
  - Der Lebensgeschichte wird Raum gegeben, sodass sie in der Pflege- und eben auch in der Betreuungspraxis berücksichtigt werden kann (besonders im Sinne des Verstehens, der Zugehörigkeit etc.).
- **Aktivitätsorientierte Biografiearbeit**
  - In diesem Zusammenhang sollen konkrete Aktivitäten in den Lebensalltag einbezogen werden, die Bezug zur Biografie des Klienten haben.
  - Im Rahmen der betreuenden Unterstützung Älterer bei der Alltagsbewältigung ist der Erhalt von Lebensrollen von großer Bedeutung. Dies steht wiederum in Verbindung mit dem aktivitätsorientierten Ansatz

von Biografiearbeit. Worum es dabei geht und wie das funktioniert, soll darum hier vorgestellt werden.

- Jeder Mensch übt im Lauf seines Lebens unterschiedliche Rollen aus. Das können familiäre Rollen (Mutter, Vater, Großmutter usw.) sein, die Rolle der Hausfrau, ebenso berufliche Rollen (Köchin, Lehrer, Schneider, Bäcker ...) oder aber sonstige Rollen (Nachbarin, Freundin, Stammkunde eines Lokals, Hundebesitzerin, Virtuose eines bestimmten Instruments, Gruppenunterhalter usw.). Wichtig ist dabei, dass die zeitliche Dauer, für die eine bestimmte Rolle ausgeübt wird, nicht unbedingt mit ihrer Bedeutung zu tun hat. So wird die Mutter eines Kindes, das im Ausland lebt, ihre Rolle in der Regel als eine sehr zentrale ansehen, obwohl sie sie in der praktischen Tätigkeit nur sehr punktuell ausübt. Umgekehrt kann jemandem, der seinen Beruf zwar täglich ausübt, ihn aber nicht schätzt, diese Rolle eher unwichtig sein. Es geht also auch um die *innere* Bedeutung, die eine Rolle hat.
- Innerhalb der Ausübung oder Bedeutung dieser Rollen wird der, der sie innehat, auch von anderen Menschen entsprechend wahrgenommen (Hundebesitzer, gute Hausfrau, Köchin, Familienmensch usw.). In der Lebensphase des Alters droht nun durch Mobilitätseinschränkungen, Einschränkungen der Sensorik, besonders aber durch den Eintritt in Pflege- und Betreuungssituationen („Pflegeheim") der Verlust von Lebensrollen (vgl. Matolycz 2011b). Dies wiederum kann zu Rückzug, Isolation, zum Verlust von Lebensfreude und Motivation führen. Im Rahmen von Altenarbeit geht es daher ganz besonders darum, 1. herauszufinden, **welche Lebensrollen** für jemanden sehr bedeutsam sind oder waren, und 2. darum, den **Erhalt** dieser Rollen zu ermöglichen bzw. zu erleichtern.

BEISPIEL

- Geschirr, Saft, Kaffee und Kuchen werden so aufbewahrt, dass sie auch vom Rollstuhl aus zugänglich sind. So kann der Betreffende seinen Besuch (z. B. die Kinder) selbst bewirten und braucht keine Pflege- oder Betreuungsperson darum zu bitten (= Erhalt der Mutter-, Vater-, Großmutter- oder Gastgeberrolle).
- Jemand hat die Möglichkeit, ein Hochbeet (= ein Blumenbeet, das so hoch ist, dass es auch im Sitzen bzw. vom Rollstuhl aus bestellt werden kann) zu versorgen (= Erhalt der Rolle als Hobbygärtner).

Nicht immer geht es aber (allein) um das tatsächliche Ausüben einer solchen Rolle. Oft ist schon viel getan, wenn jemand in einer – ihm wertvollen – Lebensrolle wahrgenommen wird. Also wird er z. B. anderen entsprechend vorgestellt, es wird in einer Gruppe darauf Bezug genommen.

BEISPIEL

- Frau N. wird in der Gruppe als fünffache Uroma (die beste Strudelbäckerin, die ehemalige Lehrerin, die Weitgereiste usw.) vorgestellt und kann über ihre Erfahrungen berichten.
- Im Zimmer von Herrn L. werden Fotos, die ihn als Bergsteiger zeigen, aufgehängt, und die Pflege- bzw. Betreuungspersonen, die zu ihm kommen, nehmen regelmäßig darauf Bezug – sofern ihm das angenehm ist. (Selten ist es der Fall, dass Menschen mit einer Tätigkeit, die sie nicht mehr ausüben können, nicht konfrontiert werden wollen. Freilich ist das dann zu akzeptieren – vielleicht können dann aber neue, andere Rollen angeboten werden.)

Es ist auch möglich, dass Menschen im Zuge des Älterwerdens neue Lebensrollen akzeptieren, wobei dann in der Regel eine Anbindung an etwas besteht, das ein Leben lang ihr Interesse erweckt hat. Je ausgeprägter kognitive Einschränkungen sind, desto schwieriger ist es einerseits, jemandem neue Rollen anzubieten – und desto wichtiger kann es andererseits sein.

PRAXIS

- Bei demenziell Erkrankten bestünde z. B. die Möglichkeit, dass sie (in Zusammenhang mit kleinen Ritualen) diejenigen sind, die den Pflegenden beim Tischdecken oder -abräumen helfen oder die Waschlappen zusammenlegen.
- Klienten ohne kognitive Einschränkungen könnten in Gruppen oder im Rahmen des Tagesgeschehens Pflege- und Betreuungspersonen assistieren (z. B. durch Austeilen von Material in der Gruppe oder Unterstützung anderer Gruppenteilnehmer, wenn gewünscht).

Wichtig ist, dass es dabei nicht um die Beschäftigung allein geht, sondern um das Gefühl, gebraucht zu werden und etwas Sinnvolles zu tun.

Nicht zu unterschätzen ist grundsätzlich auch die Bedeutung der Geschlechterrollen (Männerrolle/Frauenrolle). Lippenstift und Parfum bei Frauen bzw. die Bezugnahme auf „männliche“ Tätigkeiten oder Interessen bei Männern erleichtern ihre Wahrnehmung.

12 Normalitätsprinzip und Ablesbarkeit: Zeit- und Tagesstrukturierung und Gestalten der Wohnumgebung

Die Strukturierung des Tages (Abläufe) und grundsätzlich der Zeit (Tag, Woche, Monat, Jahreszeiten, Feste) sind Aufgaben von Altenarbeit, ebenso das Gestalten der Wohnumgebung. Einerseits ist die Wohnumgebung so zu gestalten, dass Unfälle vermieden werden; auch sind mit zunehmender Mobilitätseinschränkung Barrierefreiheit und eine gute infrastrukturelle Versorgung wichtig. Andererseits gewinnt die sogenannte **Ablesbarkeit** durch die Struktur in dem Ausmaß an Bedeutung, in dem kognitive Einschränkungen und damit Einschränkungen der Orientiertheit vorliegen.

Zunächst zur Wohnraumgestaltung in Zusammenhang mit **Unfallvermeidung bzw. Barrierefreiheit und Infrastruktur** (vgl. Marwedel 2013, S. 174 ff.):

Zur Umgebung bzw. Infrastruktur: Günstig ist es, wenn

- in der Wohnumgebung älterer Menschen ein Arzt, eine Apotheke und andere wichtige Einrichtungen (Post, Bank, Lebensmittelgeschäft) zumindest mit öffentlichen Verkehrsmitteln gut erreichbar sind;
- Grünanlagen, Parks und barrierefreie Spazierwege in der Nähe sind;
- Freizeitangebote und Einrichtungen von z. B. kulturellem Interesse gut erreichbar sind;
- Freunde und Bekannte in der Nähe bzw. erreichbar sind;
- idealerweise eine Sozialstation bzw. ein Stützpunkt für die mobile Pflege nicht weit entfernt ist.

In der Wohnung selbst gilt z. B.:

- der Weg von außen in die Wohnung sowie der Wechsel zwischen den einzelnen Räumen sollte nach Möglichkeit barrierefrei sein (keine Stufen, für die kein Lift zur Verfügung steht), ebenso sollte es keine Schwellen geben, die nicht mit dem Rollstuhl überfahren werden können;
- keine zu engen Türeingänge;
- keine Fenstergriffe oder Ähnliches, die nicht auch im Sitzen (gegebenenfalls aus dem Rollstuhl) erreicht werden könnten;
- es sollte auf rutschfeste Teppiche (Anti-Rutsch-Gitter aus Gummi) und Badewanneneinlagen geachtet werden;
- es sollten ausreichend Haltegriffe vorhanden sein, gegebenenfalls ein Badewannenlifter;
- das WC sollte ausreichend hoch sein (falls die Bewegungsfähigkeit abgenommen hat).

In Einrichtungen zur Pflege und Betreuung demenziell Erkrankter gilt z. B. (vgl. Breuer 2009):

- es sollten eher kräftige Farben anstelle von Pastelltönen gewählt werden;
- es sollen besonders die Farben Grün und Blau eingesetzt werden, wobei die eine am besten immer den Kontrast zur anderen bildet;
- Rot-, Gelb- oder Brauntöne sollten in verschiedenen Nuancen abgestuft werden, weil diese gut unterschieden werden können;
- es soll darauf geachtet werden, dass Informationsträger (z. B. die Uhr im Zimmer, Bilder) nicht in zu großer Höhe angebracht sind;
- wegen der Blendempfindlichkeit sollte mit Materialien, die stark glänzen, sparsam umgegangen werden;
- bei Symbolen ist zu überlegen, ob sie nicht zu abstrakt sind;
- wenn Symbole verwendet werden, sollte man auf Schattierungen verzichten.

Auch das Prinzip der **Ablesbarkeit** ist in der Gestaltung der Wohnumgebung demenziell Erkrankter einzusetzen. Die Architektin Sybille Heeg empfiehlt dazu:

> **„Zu einer besseren Orientierung können (und sollten) alle Sinne – und nicht nur das Sehvermögen – genutzt werden. Unter diesem Gesichtspunkt ist es etwa nicht von Nachteil, wenn es in der Nähe der Küche nach Essen riecht oder eine Tür charakteristisch quietscht.“** *(Heeg 1994, S. 224)*

Es kommt also darauf an, dass die Umgebung, in der sich Menschen mit eingeschränkter Orientiertheit aufhalten, nicht nur optisch ansprechend, sondern auch so gestaltet ist, dass die Funktion der Einrichtungsgegenstände erkennbar ist. Das gilt insbesondere dann, wenn die Fähigkeit zum abstrakten Denken (wie eben bei demenziellen Erkrankungen der Fall) eingeschränkt ist. So sollte es zu keiner Überflutung mit Reizen kommen (zu viele Einrichtungsgegenstände), und das, was die Funktion eines Einrichtungsgegenstandes zeigt, sollte nicht überdeckt sein (z. B. freier Blick auf Tische, Tischplatten, Fenster, Schränke). Zusätzlich zur visuellen Orientierung können eben durchaus auch akustische (siehe unten zur Zeitstrukturierung) oder olfaktorische Signale (Geruch nach Essen in der Nähe der Küche) orientierend wirken.

Zeit- und Tagesstrukturierung

Die Strukturierung von Abläufen über den Tag hinweg und in der Zeit insgesamt findet statt durch:

- den Wechsel unterschiedlicher Aktivitäten;
- den Wechsel von Umgebungen (Räumen);

- die Anpassung der Umgebung an bestimmte Rhythmen und Zeitverläufe (z. B. Vorhänge zuziehen am Abend, Öffnen am Morgen, saisonale Dekoration der Räumlichkeiten wie Osterstrauch zu Ostern, Frühlingsblumen im Frühling, Herbstgestecke im Herbst usw.);
- die Ausrichtung saisonaler Feierlichkeiten.

Unterstützend dabei wirken:

- gleichförmige Abläufe („jeder Tag gleich" ist zur Tagesstrukturierung nicht schlecht, sondern im Gegenteil meist hilfreich);
- Rituale (Frühstücksritual, Aufstehritual, Morgenritual, Ritual zum Schlafengehen, Lieder, die zu bestimmten Zeiten gesungen werden; vgl. Kap. 8);
- Orientierungshilfen in den Räumen (durch Symbole, die allerdings nicht zu abstrakt sein dürfen, Fotos, Handläufe, farbige Markierungen, Türschilder, Realitätsorientierungstafel etc.);
- gut sichtbare Uhren;
- Abreißkalender (das Blatt abzureißen kann z. B. im Rahmen des Gedächtnistrainings ein Anfangsritual sein).

Es können dabei unterschiedliche sensorische Bereiche angesprochen werden, z. B.:

- visuelle Wahrnehmung (Schilder, Symbole etc.);
- auditive Wahrnehmung (etwa ein Gong-Signal zu den Essenszeiten);
- taktil-haptische Wahrnehmung (etwa eine bestimmte Flauschdecke zum Ruhen nach dem Mittagessen);
- olfaktorisch-gustatorische Wahrnehmung (z. B. bestimmte Gerüche zu bestimmten Tages- oder Jahreszeiten) u. v. m.

Milieugestaltung und Normalitätsprinzip

Beide Begriffe spielen in Böhms psychobiografischem Modell eine tragende Rolle. Jemand, der in der Orientiertheit eingeschränkt ist, wird Lebensumstände, auch Gegenstände, Worte oder Melodien aus dem **Milieu**, in dem er aufgewachsen ist, wiedererkennen (Böhm 1999a; 1999b). Entsprechend kann dann nicht nur die Aktivierung biografiebezogen (z. B. vertraute Gegenstände „von früher") gestaltet werden, sondern auch die Wohnumgebung (und weiter die Essens- oder Pflegesituation u. v. m.).

Weiter spricht Böhm vom sogenannten **Normalitätsprinzip** (vgl. z. B. Böhm 1999b). Dabei geht es darum, dass das, was für den Klienten „normal" ist, in Form von Biografiearbeit eruiert und – soweit möglich und angenehm – auch wieder hergestellt werden soll. Freilich gilt das auch für die individuelle Komponente der Gestaltung eines Tagesablaufs. Das beträfe dann individuelle Ess- und Trink- oder Einschlafrituale, die ebenfalls tagesablauf- und zeitstrukturierend wirken.

Literatur

Alban S et al. (2000) Multikulturelle Pflege. Urban & Fischer, München und Jena

Backes G M/Clemens W (2008) Lebensphase Alter. Eine Einführung in die sozialwissenschaftliche Alternsforschung. Juventa, Weinheim und München

Baltes Paul B/Baltes Margret M (1994) Gerontologie: Begriff, Herausforderung und Brennpunkte. – In: Baltes Paul B et al. (1994) Alter und Altern. Ein interdisziplinärer Studientext zur Gerontologie. Walter De Gruyter & Co, Berlin, S 1–34

Böhm E (1999a) Verwirrt nicht die Verwirrten. Neue Ansätze geriatrischer Krankenpflege. Psychiatrie-Verlag, Bonn

Böhm E (1999b) Psychobiographisches Pflegemodell nach Böhm. Band I: Grundlagen. Wilhelm Maudrich, Wien

Breuer P. (2009) Visuelle Kommunikation für Menschen mit Demenz. Grundlagen zur visuellen Gestaltung des Umfeldes für Senioren mit (Alzheimer-) Demenz. Hans Huber, Bern

Erikson Erik H (2013) Identität und Lebenszyklus. Suhrkamp, Frankfurt am Main, 26. Auflage

Erlemeier N (2002) Grundlagen für Sozial- und Pflegeberufe. Waxmann, Münster, New York, München, Berlin, 2., überarbeitete und erweiterte Auflage

Feil N (1999) Validation. Ein Weg zum Verständnis verwirrter alter Menschen. Ernst Reinhardt, München, 5., überarbeitete Auflage

Fürstler G/Hausmann C (2000) Psychologie und Sozialwissenschaften für Pflegeberufe 1: Grundlagen der Psychologie, Entwicklungspsychologie, Pädagogik, Sozialhygiene. Facultas, Wien

Gerben C et al. (1998) Auf den Spuren der Vergangenheit. Anleitung zur Biografiearbeit mit älteren Menschen. Wilhelm Maudrich, Wien

Heeg S (1994) Verbesserte Wohnkonzepte für Menschen im Heim aus Sicht einer Architektin. In: Kruse A/Wahl H-W (Hg) Altern und Wohnen im Heim. Endstation oder Lebensort? Hans Huber, Bern, S 219–230

Hornung R/Lächler J (2006) Psychologisches und soziologisches Grundwissen für Gesundheits- und Krankenpflegeberufe. Beltz, Weinheim und Basel, 9., vollständig überarbeitete und aktualisierte Auflage

Joppig W (2008) Gedächtnistraining mit dementen Menschen. Bildungsverlag EINS, Troisdorf, 2. Auflage

Joppig W (2009) Gruppenarbeit mit Senioren. Bildungsverlag EINS, Troisdorf, 7. Auflage

Kocs U (2011) Anleiten, Beraten, Gespräche führen. – In: Köther I (2011) Altenpflege. Thieme, Stuttgart, 3., überarbeitete und erweiterte Auflage, S 719–730

Klingenberger, H (1996) Handbuch Altenpädagogik. Aufgaben und Handlungsfelder der ganzheitlichen Geragogik. Julius Klinkhardt, Bad Heilbrunn

Köther I (Hg) (2005) Altenpflege. Zeitgemäß und zukunftsweisend. Thieme, Stuttgart

Köther I (Hg) (2011) Altenpflege. Zeitgemäß und zukunftsweisend. Thieme, Stuttgart, 3. Auflage

Lay R (2012) Ethik in der Pflege. Ein Lehrbuch für die Aus-, Fort- und Weiterbildung. Schlütersche Verlagsgesellschaft, Hannover, 2., aktualisierte Auflage

Lehr U (2003) Psychologie des Alterns. Quelle & Meyer, Wiebelsheim

Martin M/Kliegel M (2008) Psychologische Grundlagen der Gerontologie. Kohlhammer, Stuttgart, 2. Auflage

Marwedel U (2013) Gerontologie und Gerontopsychiatrie lernfeldorientiert. Europa Lehrmittel, Haan-Gruiten, 5., aktualisierte Auflage

Merton R K (1995) Soziologische Theorie und soziale Struktur. De Gruyter, Berlin

Matolycz E (2011a) Pflege von alten Menschen. Springer, Wien

Matolycz E (2011b) 100 Tipps für den Einzug neuer Bewohner in eine Pflegeeinrichtung. Schlütersche Verlagsgesellschaft, Hannover

Matolycz E (2013) 100 Fragen zur Biografiearbeit. Biografiearbeit anwenden. Schwierigkeiten bewältigen. Biografische Notizen erstellen. Schlütersche Verlagsgesellschaft, Hannover

Menche N (Hg) (2004) Pflege heute. Lehrbuch für Pflegeberufe. Elsevier, Urban & Fischer, München, 3., vollständig überarbeitete Auflage

Meyer M (1998) Gewalt gegen alte Menschen in Pflegeeinrichtungen. Hans Huber, Bern

Milisen et al. (Hg) (2004) Die Pflege alter Menschen in speziellen Lebenssituationen: modern – wissenschaftlich – praktisch. Springer, Heidelberg

Peters M (2006) Psychosoziale Beratung und Psychotherapie im Alter. Vandenhoeck & Ruprecht, Göttingen

Radebold H (1997) Altern und Psychoanalyse. Vandenhoeck & Ruprecht, Göttingen

Rogers C (2004) Therapeut und Klient. Grundlagen der Gesprächspsychotherapie. Fischer Taschenbuch, Frankfurt am Main, 18. Auflage

Schmithüsen F (Hg) (2015) Lernskript Psychologie. Die Grundlagenfächer kompakt. Springer, Berlin, Heidelberg

Schneider C (2007) Pflege und Betreuung bei psychischen Alterserkrankungen. Eine gerontosoziologisch-pflegewissenschaftliche Analyse. Facultas, Wien

Schugk M (2014) Interkulturelle Kommunikation in der Wirtschaft: Grundlagen und interkulturelle Kompetenz für Marketing und Vertrieb. Vahlen, München, 2., aktualisierte und erweiterte Auflage

Seligmann M E P (1983) Erlernte Hilflosigkeit. Müller, Salzburg

Teising M (1997) Altern – eine Herausforderung an den Narzißmus. – In: Radebold H (1997) Altern und Psychoanalyse. Vandenhoeck & Ruprecht, Göttingen, S 68–80

van Gennep A (2005) Übergangsriten (Les rites de passage). Campus, Frankfurt am Main, New York

Weakland J H/Herr J J (1992) Die Beratung älterer Menschen und ihrer Familien. Die Praxis der angewandten Gerontologie. Vorwort von Paul Watzlawick. Hans Huber, Bern, 2. Auflage

Wingchen J (2004) Geragogik. „Von der Interventionsgerontologie zur Seniorenbildung" – Schlütersche Verlagsgesellschaft, Hannover, 5., überarbeitete Auflage

Im Internet

http://bewegungsgeschichte.de

http://derstandard.at/2000004677239/Veraenderte-Vorstellung-vom-Altern-Gewonnene-Jahre

http://flexikon.doccheck.com/de/Adh%C3%A4renz

http://mal-alt-werden.de/

http://wirtschaftslexikon.gabler.de/Definition/extrinsische-motivation.html

http://wirtschaftslexikon.gabler.de/Definition/faehigkeit.html

http://wirtschaftslexikon.gabler.de/Definition/intrinsische-motivation.html

http://www.bk-luebeck.eu/sprichwoerter-oesterreich.html

http://www.carlrogers.de/sites/personenzentrierte-ansatz-einstellung-nicht-methode.html

http://www.forschungsinformationssystem.de/servlet/is/396386/

http://www.medizinfo.de/geriatrie/veraenderungen/sinnesorgane.shtml

https://www.ris.bka.gv.at/GeltendeFassung/Bundesnormen/20004121/Sozialbetreuungsberufe%20%28Bund%20-%20L%C3%A4nder%29%2c%20Fassung%20vom%2007.12.2014.pdf

http://www.statistik.at